看得懂的40周怀孕指南

王琪 编著

中国轻工业出版社

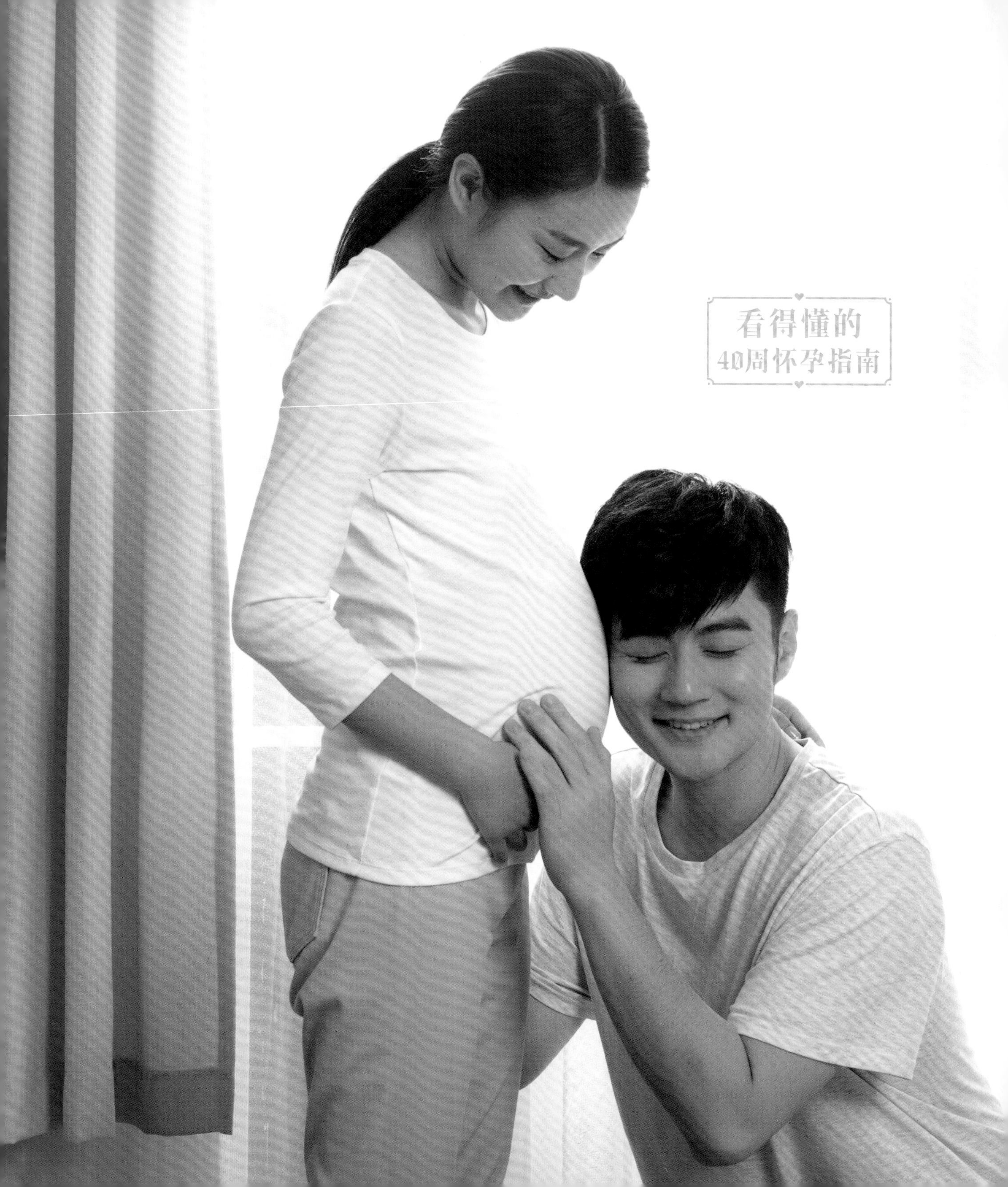
看得懂的
40周怀孕指南

前言

PREFACE

孩子是夫妻爱的结晶，每一位准备做母亲的女性，心中都充满着期待。孕期是一个女人生命中变化最大的阶段之一，她在孕育新生命的过程中，无时不希冀自己的下一代聪明、漂亮、健康，但同时也带着几分惶恐与不安。很多女性对 10 个月的妊娠生活感到困惑，担心可能会发生什么意外，又为将来临盆时能否顺利分娩而担忧。

本书涵盖孕产期家庭生活的各个方面，包括孕产期间的衣、食、住、行、娱乐乃至心理调适等全方位的难题解决方案，以及怀孕前的准备、准爸爸的必修课、如何进行胎教、夫妻生活和分娩前的准备，让新手爸妈不再有无谓的担忧，全身心地享受孕育带给小家庭的幸福滋味。

我们力求避免枯燥的理论，内容偏重于实用性和指导性，相信这些知识会帮新手爸妈度过一段激动人心的孕期，生下一个健康的宝宝。

目录

contents

孕早期

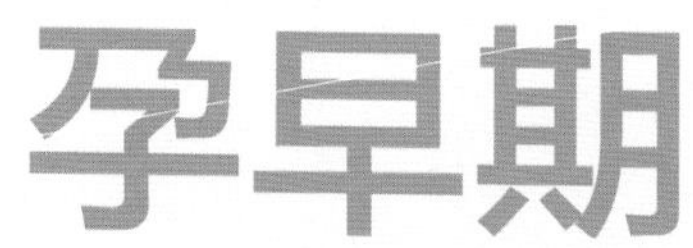

孕1月 “孕”气有备而来

孕2月 准妈妈开始“害喜”了

孕3月 产检和建档要及时

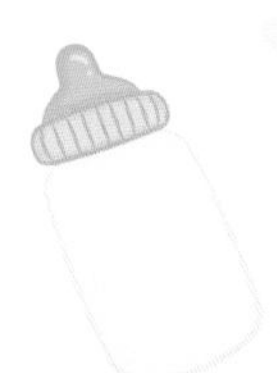
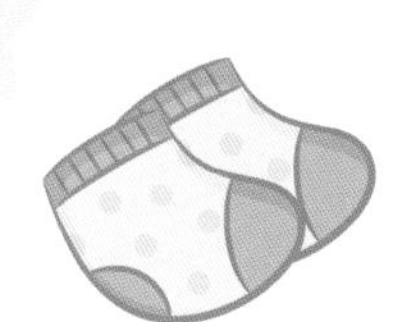
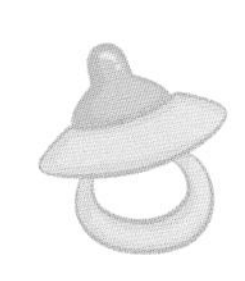
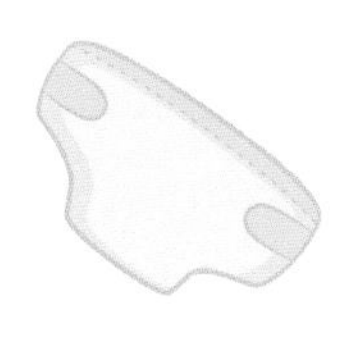
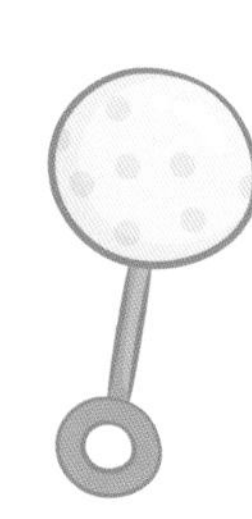
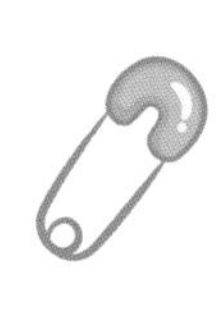

孕中期

孕 4 月 孕期检查不可少

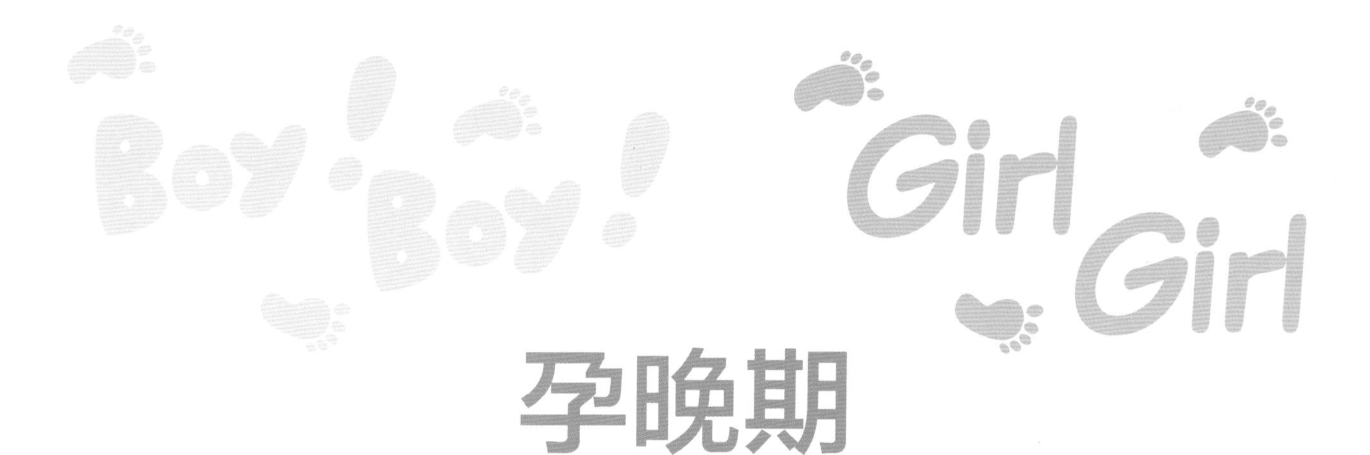

孕晚期

孕 8 月 警惕早产

孕 9 月 做好待产准备

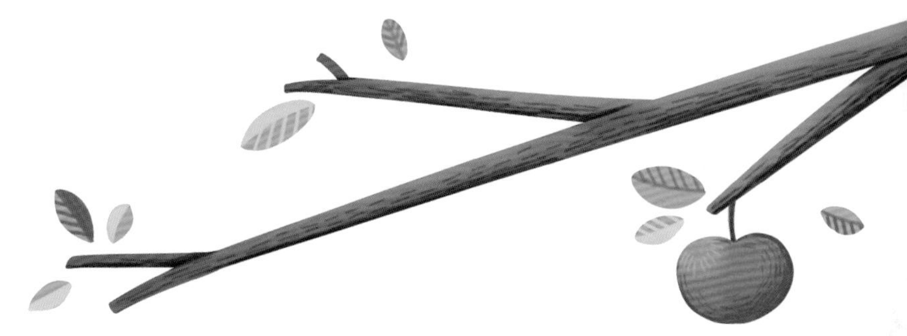

孕 10 月 恭喜你，即将临产啦

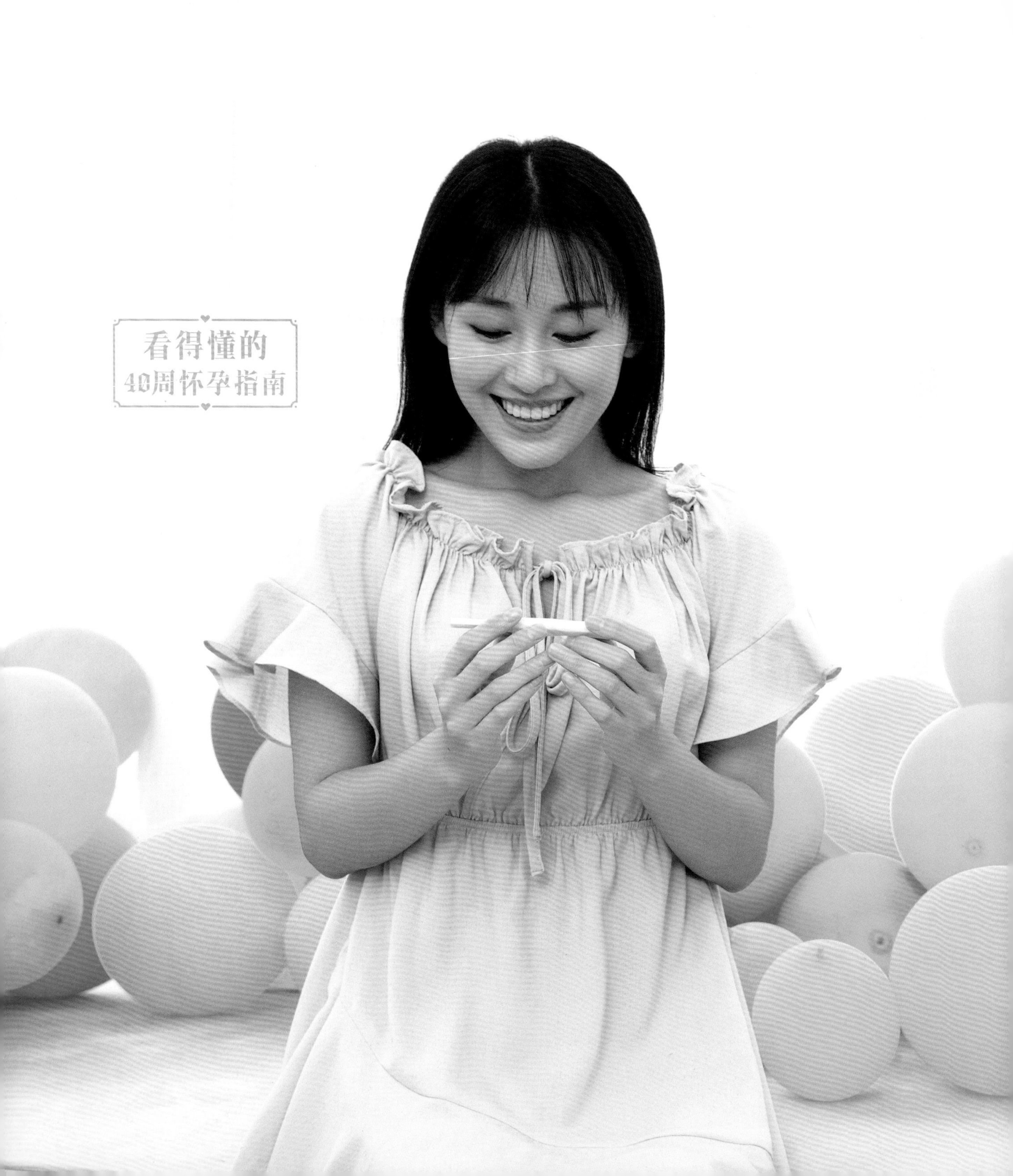
看得懂的
40周怀孕指南

孕早期

孕早期指的是胚胎刚刚形成的阶段，这时候的胎宝宝在宫内还不稳定，但却是发育的关键时期。所以，孕早期的准妈妈不管是从饮食方面，还是从情绪方面，都需要认真对待，做出相应调整，以迎接一个健康的宝贝。

“孕”气有备而来

孕 1 月，准妈妈的身体经过“准备期”“受精卵结合”“胚泡着床”等一系列变化，正式开启孕育之旅。本月，准妈妈身体发生的变化并不明显，不仔细体会不易察觉。子宫大小和怀孕前没有明显差别，子宫壁因受精卵着床而变得柔软，并稍微增厚。在卵子受精后 1 周，受精卵不断地分裂，其中的一部分形成大脑，另一部分形成神经组织。

此时，准妈妈本身的营养储备就能满足胚胎发育所需，基本上不需要额外补充。准妈妈需要做的是均衡营养，保证足够的蛋白质、碳水化合物以及维生素、矿物质等营养物质的摄入，保持健康的体魄，为孕育胎宝宝做好准备。

在本月，由于黄体激素的原因，准妈妈会感觉乳房有些刺痛，少数准妈妈会有类似感冒的症状。此时是胎儿神经系统发育的关键时期，极易被药物影响，造成不可逆的伤害。因此，备孕期间的准妈妈，不管是否确定已经怀孕，都应谨慎对待身体不适，千万不要自己盲目用药。

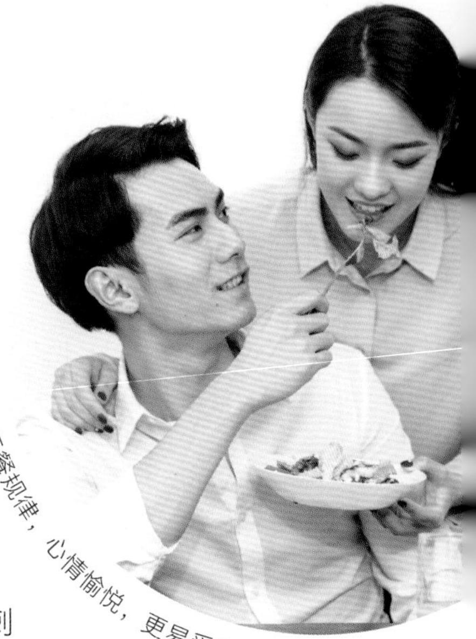

备孕时保证三餐规律，心情愉悦，更易受孕。

• 给上班族准妈妈的叮咛 •

备孕的准妈妈需要开始调整工作节奏，减少出差和加班，不能过于劳累；注意饮食规律，工作餐要进行适当的调整，一些刺激性的饮品和食物，如浓茶、浓咖啡、辛辣的食物等都要少吃，最好不吃；注意保暖，避免着凉生病，如不得以服用药物要谨慎，特别是抗菌素、抗激素类药物。

做最棒的准爸爸

做最棒的准爸爸从备孕开始

孕育从来都不是一个人的事，但是从怀孕的第一天起，从生理上，女性的付出就要比男性多很多。她要承受近 10 个月的甜蜜“负担”，并伴随着孕早期的孕吐、孕晚期的多种身体不适。作为准爸爸，从备孕开始就应该了解孕期女性的生理、心理变化，做好孕育的准备。这个准备不仅有物质方面，还有精神方面，尽可能想准妈妈所想，急准妈妈所急。

适当运动，提高精子质量

现代生活压力大，饮食不规律、熬夜、体脂率超标、时时刻刻面对电子屏幕等现象越来越多，而这也是造成部分准爸爸身体检查一切正常，却迟迟没有妻子怀孕好消息的原因之一。准爸爸需要规律作息，休息的时候放下手中的手机，出去运动一下，保持适当的、有规律的运动，有助于身体素质的提升，保证精子质量。

宝宝的到来需要顺其自然

对于一个家庭来说，孕育是一件大事。准爸爸常常想着万事俱备，什么都准备到“最佳”，生一个“最优秀”的宝宝，但如果总是想着万事“最佳”，难免会出现心理压力过大的情况，反而不利于受孕。准爸爸不必刻意安排什么，只要双方在舒适、愉快的氛围中，随时都是孕育宝宝的最佳时机。

准爸爸要做好财政预算

告别了原来两份薪水养活两个人的日子，面对同样的甚至更低的收入支撑多口之家的情况，家庭未来的收支问题就变得非常重要。这也要求准爸爸在宝宝出生前就做好详细的财政预算，制订一份循序渐进的计划，确保生活质量不受影响。

孕期营养指导

本月重点补充的营养素

孕 1 月是胎宝宝器官形成的重要时期，也是神经系统发育的关键时期。因此，这个时期的准妈妈要特别注意补充叶酸、蛋白质和锌。

叶酸

叶酸对胎宝宝的神经系统发育至关重要，适量摄入叶酸可以预防准妈妈贫血，并可以减少胎宝宝畸形的概率。准妈妈的叶酸需求量在每日 400 微克左右，如果身体情况特殊，就要根据医生的指导改变剂量。

营养素来源：菜花、菠菜和芦笋等绿色蔬菜，豆类、动物肝脏、鱼、蛋、苹果等。

锌

充足的锌对胎宝宝器官的早期发育至关重要，而且补充锌也有助于准妈妈预防流产及早产。锌还可以增强人体的免疫力，对于食欲不振的准妈妈来说，也可以改善食欲。

营养素来源：鸡肉、鱼肉、动物肝脏、蛋黄、奶制品、豆制品、南瓜、茄子、香蕉等。

蛋白质

蛋白质缺乏会影响胎宝宝中枢神经系统的发育和功能，影响脑组织细胞的数量。准妈妈要保证优质蛋白质的充分摄入，每天的摄取量应以 65~80 克为宜。

营养素来源：鱼类、蛋类、乳类、肉类。

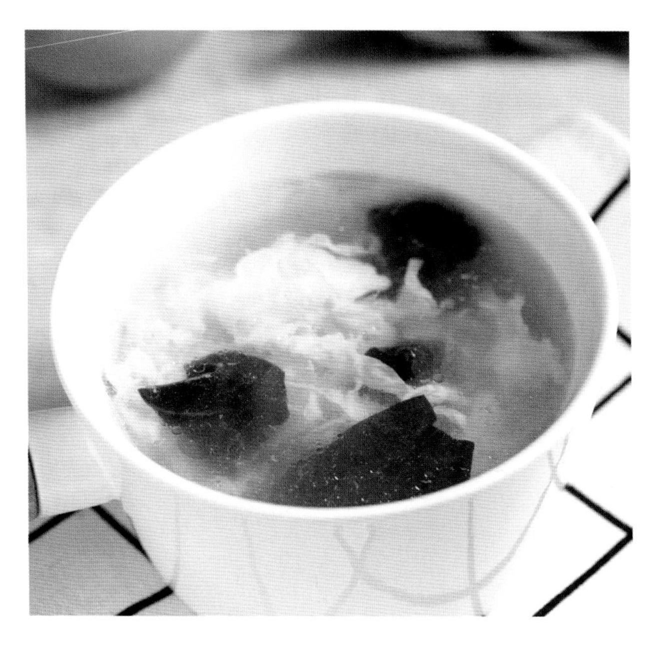

菠菜鸡蛋汤

原料：菠菜 200 克，鸡蛋 1 个，高汤、香油、盐各适量。

做法：

1. 菠菜洗净，切段；鸡蛋打散成液。
2. 锅中热水烧开，把菠菜段焯烫片刻，捞出。
3. 锅中倒入高汤，把焯好的菠菜段倒入，烧开。
4. 把鸡蛋液慢慢倒入锅内，煮开后，加入香油、盐调味即可。

准爸爸提高“精”力

这一周备育男性责任重大，因为精子的质量影响着胎宝宝的健康，拥有强壮而有活力的精子是孕育健康胎宝宝的重要前提。

维生素 E

维生素 E 能促进性激素分泌，增强男性精子的活力，增加精子的数量。因此，男性要适量摄入含维生素 E 的食物，如蛋类、奶类、瘦肉、坚果、黄豆、小麦胚芽、甘薯、山药、黄花菜、圆白菜、菜花、猕猴桃，以及用芝麻、玉米、橄榄、花生、山茶等原料压榨的植物油。

精氨酸

精氨酸能增强精子的活力，还有助于增加精子的数量。备育男性可以多吃一些富含精氨酸的食物，如鸡蛋、黄豆、牛奶、瘦肉，以及海参、墨鱼等海产品。另外，花生、芝麻、核桃、冻豆腐等食物中，精氨酸含量也较高。

锌

缺锌会导致精子数量减少，充足的锌可增强精子活力，备育男性应该多吃一些富含锌的食物，如牡蛎、牛肉、鸡肉、鸡肝、花生等。

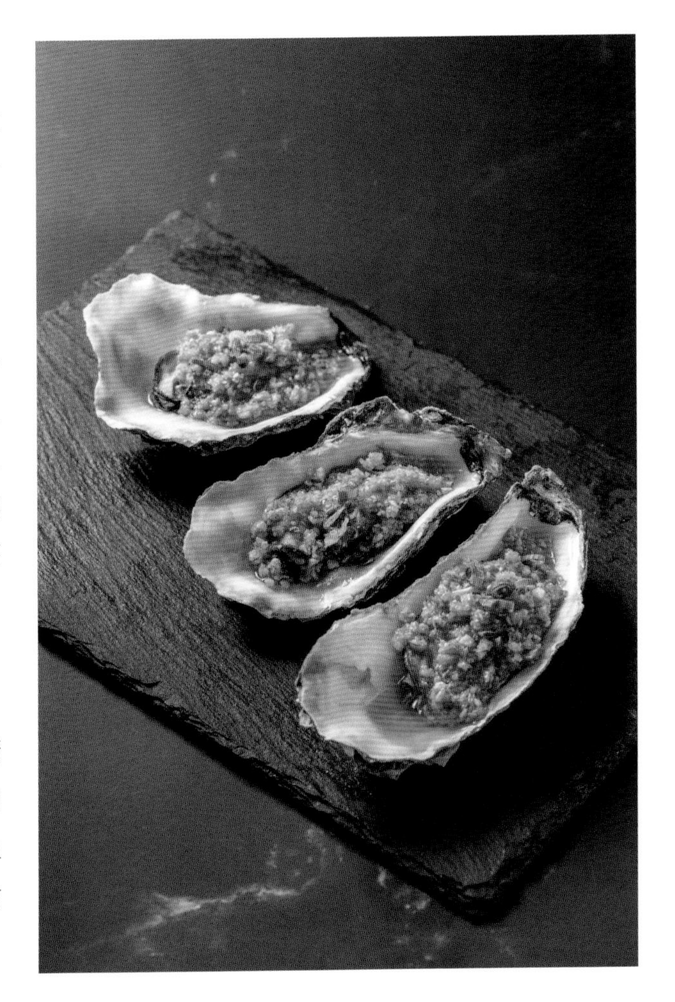

蒸牡蛎

原料：牡蛎 8 个，姜、葱、生抽各适量。

做法：

1. 把牡蛎壳刷干净；姜、葱切末。
2. 牡蛎放入蒸锅中，大火蒸 12 分钟。
3. 将生抽、姜末、葱末搅匀，淋在牡蛎肉上即可。

做足准备再受孕

准妈妈的变化 实际上，这周准妈妈还没有怀孕呢，正是末次月经进行的时候，准妈妈的卵巢开始准备排卵。

胎宝宝的成长 本周的胎宝宝还处在真正的“史前状态”，它以精子、卵子的形态分别存在于夫妻双方的身体里，等待着相遇。

先调整状态，再迎接小生命

孕育小生命是重大的决定，夫妻双方首先要将各自的身体调整到健康状态，改掉不良的生活习惯。

▪ 按时吃饭，拒绝熬夜、吸烟、喝酒等。

▪ 做到三餐按时，早睡早起，最好每天锻炼身体。

▪ 心情要放松，不能将“一定要怀上宝宝”当成任务，不给自己和爱人增加不必要的精神负担。

▪ 保持身体的轻松闲适，不要在高强度运动和过度疲劳的状态下受孕。

▪ 不要接触有毒物质，如麻醉剂、农药、灭害灵、铅、汞、镉等；不要照射 X 射线等放射性物质。

▪ 家中有宠物的最好先送走，避免宠物携带的病毒、寄生虫等感染准妈妈，造成健康风险。

▪ 如果准妈妈在备孕期间身体出现不适，要第一时间去医院检查，在医生的建议下决定是否继续备孕或确诊是否怀孕。

▪ 营养方面也要保持均衡，荤素搭配、粗细搭配，不挑食、不偏食。

备孕女性可以多摄入一些身体储存量较少的营养素，如多吃富含叶酸、锌、铁、钙等的食物，为早期胚胎正常发育打下物质基础。备育男性可以多吃鳝鱼、泥鳅、鸽子、牡蛎、韭菜等富含锌和精氨酸的补肾壮阳食物，以便形成优质的精子。

算好排卵期，为孕育宝宝做好准备

了解准妈妈的月经周期

女性月经周期长短因人而异，一般为 21~36 天，平均为 28 天。排卵通常发生在下一月经周期开始前的 12~16 天。

月经周期规律的排卵期计算方法

如果月经周期规律，女性的排卵日期一般在下次月经来潮前的 14 天左右。例如，每个月的 5 日会月经来潮，那么排卵日就在 21 日左右，在 16~22 日期间同房，好"孕"机会最大。

月经周期不规律的排卵期计算方法

排卵期第一天为最短一次月经周期天数减去 18 天，排卵期最后一天是最长一次月经周期天数减去 11 天。如月经周期为 21~36 天，排卵期则是（21-18）~（36-11），即月经来潮后的第 3~25 天都有可能排卵。

备孕二胎需要更多准备

越来越多的家庭打算要二宝，虽然夫妻双方已经有了孕育宝宝的经验，但怀二胎比头胎有更多的注意事项，提前知道这些有助于更从容地怀上二宝。

生育过宝宝的爸爸妈妈都知道，养育宝宝是非常劳心劳力的工作。如果确定要二胎，建议趁夫妻身体和精力比较充沛的年轻时期要，这样更利于照顾两个宝宝。

而且，随着年龄的增大，夫妻双方的身体和精子、卵子质量会发生变化，胎宝宝的发育风险也提高了。单从年龄方面来说，无论男性还是女性，35 岁之前要二胎最好。

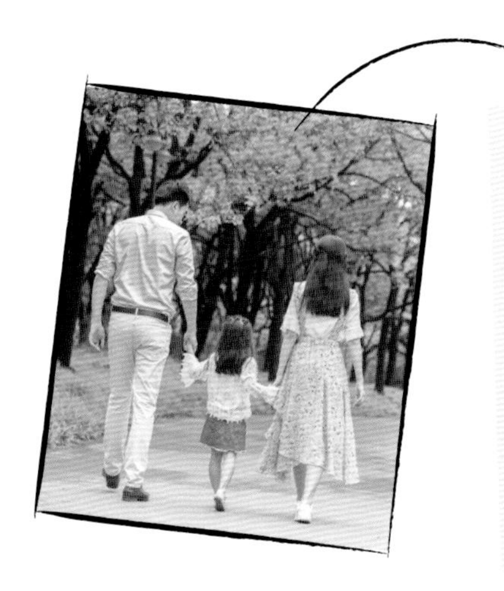

与大宝提前沟通

有的大宝对即将到来的二宝存在抵触心理，主要是担心二宝的出现会影响爸爸妈妈对自己的关爱。所以，要提前将怀二宝的消息告诉大宝，让他知道即便有了二宝，爸爸妈妈也一样是爱他的。在平日也要多给予大宝关怀，不要忽略了他的感受，只有他从心理上接受了，才能有和谐温馨的家庭关系，这对两个孩子未来的身心健康也至关重要。

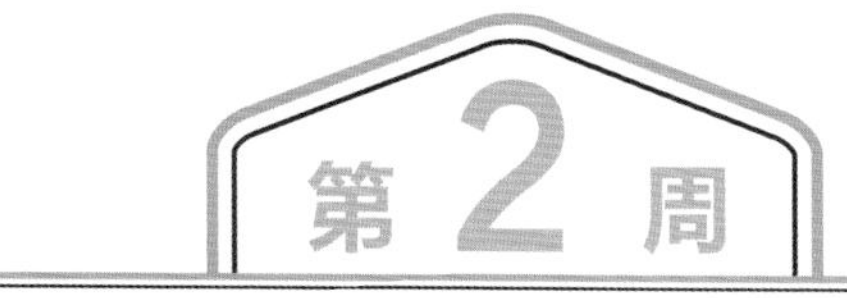

好习惯带来“好孕”

准妈妈的变化 本周，准妈妈的末次月经已经结束，排卵期已经到来。好好把握受孕时机，与准爸爸一起孕育一个可爱的宝宝吧。

胎宝宝的成长 新的卵子正在发育成熟中，即将在本周结束时排出；健康的精子也在准爸爸体内不断发育成熟，等待着与卵子相遇。它们在等待时机，一起造就一个小可爱。

备孕不是一个人的事

男性不要以为备孕只是妻子一个人的事，精子质量对宝宝未来的发育成长同样至关重要。

备孕期间，男性要注重营养，戒烟戒酒，同时保持乐观轻松的情绪，为孕育一个健康聪慧的胎宝宝做出努力。

夫妻二人多做情感上的交流，保持甜甜蜜蜜的状态，让准妈妈有一种幸福感、安全感和归属感，这对稳定准妈妈的情绪、培养良好的心境是十分有益的。和谐美满的生活，会让准妈妈时刻处于愉悦状态，有利于排出高质量的卵子，增加受孕概率。

戒烟戒酒重在坚持

男性的精液生成周期为 80~90 天，为保证精子质量不受烟酒影响，至少应该在准备怀孕前 3 个月戒掉烟酒。

清咽利肺的好食物

胡萝卜、白菜等食物具有清咽利肺、保护气管的功效。男性多吃绿色蔬菜、动物内脏、花生等富含 B 族维生素的食物，可以帮助修复被酒精损害的胃黏膜。

抵御烟酒诱惑的小妙招

戒掉烟酒的确需要很强的意志力，妻子可以在丈夫想要吸烟喝酒的时候，劝他多想一想烟酒对胎宝宝的危害；日常生活中为他准备一些小零食，比如瓜子、糖果、口香糖等，来缓解因戒烟戒酒引起的烦躁情绪；同时，远离吸烟和喝酒的环境。

怎么做，可以让受孕率更高

有研究显示，预测排卵有助于提高受孕率。据统计，在排卵前 2 天至排卵期当日同房，受孕成功的概率会比较高，因此月经规律者可在排卵前 3 天开始同房，有助于增加受孕概率。除此之外，备孕夫妻还需要掌握一些让自己更好“孕”的方法。

性生活频率：在排卵期内，每日或隔日同房一次的受孕率最高，每周 2~3 次也能达到较高的受孕率。但由此产生的压力和疲惫也会影响受孕概率，所以在一定范围内根据自己的喜好决定合适的频率才是最重要的。

性生活姿势：性生活姿势及性生活后是否仰卧、抬腿等姿势均不影响受孕率。最快时，精子在 2 分钟内就会到达输卵管。某些阴道润滑剂会降低精子活力，备孕期间最好避免使用。

此外，焦虑、压力等负面情绪会影响女性体内激素分泌，导致内分泌紊乱，进而影响卵子成熟度及卵巢排卵能力。因此，每天保持好心情，也是确保好“孕”的方法。

观察排卵期表现

观察宫颈黏液

接近排卵期，阴道黏液变得清亮、滑润而富有弹性，如同鸡蛋清状，拉丝度高，不易拉断，出现这种黏液的最后一天48小时之间同房，能增加好“孕”概率。

观察体温变化

3 个月连续每天起床后同一时间测试并记录体温。排卵期会出现由低温突然变高温，或者过渡到高温期的情况，此时同房，最利于好“孕”。

观察排卵试纸

女性在排卵前 1~2 天，尿液中促黄体生成激素（LH）会出现高峰值，此时用排卵试纸自测，结果就会显示为阳性。

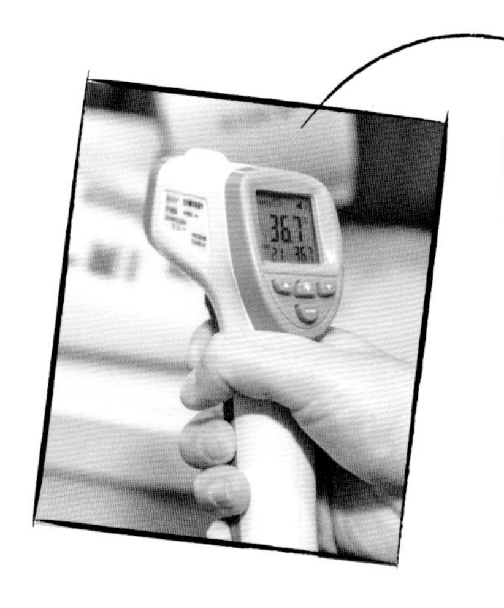

排卵期体温表现

在一个正常的月经期内，体温会呈周期性变化。排卵前基础体温大多在 36.5℃以下，然后过渡到高温期后，再返回低温期。以分界点那天为中心，前 2 天和后 3 天为排卵期，也是易孕阶段。排卵期可以根据基础体温的变化来进行推测，这种方法很适合月经周期不准的女性。

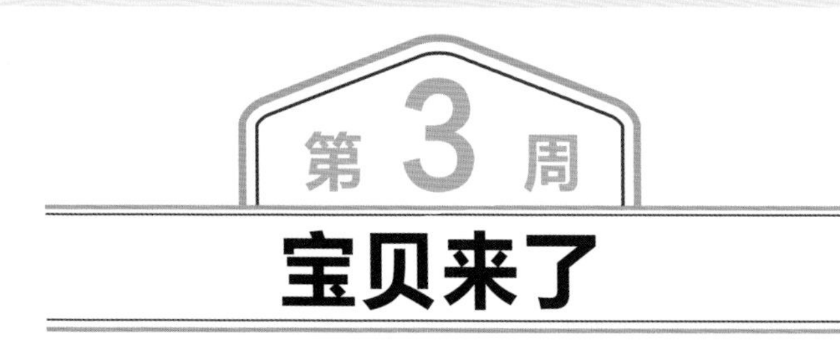

宝贝来了

准妈妈的变化 本周末，胎宝宝将在准妈妈的子宫“安家落户”。这个时期准妈妈自身还没有什么感觉，但身体内却在进行着一场变革。

胎宝宝的成长 这时，精子和卵子已经结合在一起，形成受精卵，受精卵有 0.2 毫米大小，重 1.5 微克左右，胎宝宝的生命就此开始。

性别和血型已经确定

在受精卵形成的那一刻，宝宝的性别已经确定，不管是可爱暖心的女宝宝，还是勇敢活泼的男宝宝，都是爸爸妈妈的心头爱。

男宝还是女宝？由性染色体决定

人类的性染色体分为两种，男性是 XY，女性则是 XX。受精卵发育成男孩还是女孩，取决于准爸爸的精子是含 Y 染色体，还是含 X 染色体。如果 X 型精子与卵子结合，最后就形成 XX，胚胎发育为女宝宝；如果是 Y 型精子与卵子结合，最后则形成 XY，就是男宝宝了。这一切，在受精卵形成的那一刻已经确定，不管孕期吃什么、做什么，都不可能改变。

宝宝的血型

在医学和遗传学上，常利用父母的血型来推断子女血型。宝宝的血型是与父母的血型密切相关的。通常情况下，根据父母的血型，基本可以判断出子女的可能血型。

父母血型	子女有可能的血型	子女不可能的血型
O+O	O 型	A 型、AB 型、B 型
O+A	A 型、O 型	AB 型、B 型
O+B	B 型、O 型	A 型、AB 型
O+AB	A 型、B 型	O 型、AB 型
A+A	A 型、O 型	AB 型、B 型
A+B	A 型、B 型、AB 型、O 型	—
A+AB	AB 型、B 型、A 型	O 型
B+B	B 型、O 型	A 型、AB 型
B+AB	B 型、A 型、AB 型	O 型
AB+AB	AB 型、A 型、B 型	O 型

胎宝宝“着床”啦

受精卵从输卵管分泌的液体中吸取营养和氧气，不断进行细胞分裂，由最开始的一个细胞迅速分裂成多个细胞，并逐渐成为一个实心球型细胞团，称为“胚泡”。胚泡经过 3 天左右的时间，慢慢游进准妈妈的子宫腔，再经过大约 3 天时间，子宫内膜便做好了准备，此时胚泡与子宫内膜接触并埋在子宫内，这一过程称为“着床”。

“着床”的征兆

胚泡从着床开始，准妈妈的身体会出现各种征兆，但有些征兆并不明显，有的准妈妈会出现，有的准妈妈则不会出现，只要身体没有不适，都属于正常现象。

流血

在着床过程中，部分准妈妈会有流血现象，多为淡淡的粉红色，像月经刚刚来潮时的样子，同时伴有下腹轻微胀痛。

感觉疲倦

怀孕后黄体素大量分泌，这种激素会让准妈妈觉得疲倦，甚至有感冒的症状出现，此时不要轻易吃药。

乳房胀痛

准妈妈的乳房发胀，好像变大了，有刺痛的感觉，乳头颜色也加深，出现小结块。这些都是受精卵着床，体内激素发生改变导致的。

开始“三餐两点”式进食

这时候很多准妈妈尚未意识到自己已经怀孕了，所以在饮食方面可能并不会特别留意。准妈妈的饮食习惯会影响胎宝宝的营养摄取，所以孕期饮食一定要上心，一日三餐要变化着来，有选择地吃。三餐之间变化着添加些辅助饮食，这样才能给胎宝宝提供相对全面的营养。

孕早期，准妈妈要注意营养全面、搭配合理、规律饮食，广泛适量地摄取多种食物，少食多餐，三餐两点。

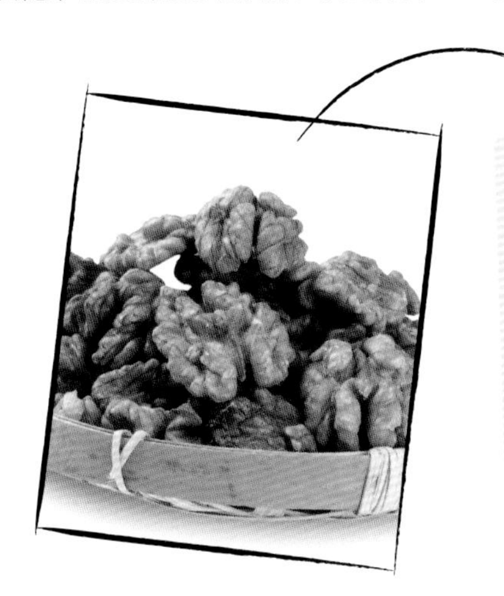

“三餐两点”比例

早、中、晚三次正餐应当占全天摄入总热量的 90%，大部分营养素的摄入应当在三次正餐中安排，特别是优质蛋白质、脂肪、碳水化合物这三大营养物质。加餐一般占全天摄入总热量的 10%，准妈妈可以吃点核桃、花生、瓜子等坚果，或 300 克左右的苹果、桃子、香蕉等水果，加 1 份酸奶。

恭喜你怀孕了

准妈妈的变化 准妈妈可能会有轻微的不适感，有时会感到疲劳。计划怀孕的准妈妈有可能意识到自己怀孕了，也有很多准妈妈怀孕征兆并不明显，感觉不到异常。

胎宝宝的成长 胚泡已完成植入，绒毛膜形成，但这时的胚泡还没有胎宝宝的模样。未来几周，胚泡将以惊人的速度分裂，逐步分化成不同的组织和器官。到本周末，胎盘逐渐形成。

怀孕的信号

怀孕初期，准妈妈的小腹还很平坦，但身体还是会出现一系列的怀孕信号。

许多没有孕育经验的女性，由于心急要宝宝，同房第二天就开始验孕，此时是验不出准确结果的；而有的准妈妈比较粗心大意，怀孕较长时间了才开始验孕，此时人绒毛膜促性腺激素（HCG）随着怀孕周数增加而增大，一般的验孕试纸超过一定数值就验不出来了，所以也无法得到准确的结果。一般而言，在同房 14 天后即可验孕，这时结果比较准确。

月经停止

月经停止是怀孕出现的第一重要信号。月经比较规律的女性，月经来潮时间与以往来潮时间相差 10 天时，便可采取可靠的验孕手段，确认最终结果。

类似感冒症状

由于怀孕后激素带来的变化，部分准妈妈会出现类似感冒的症状，有时候还会感觉特别怕冷，这时候千万不要盲目吃药，要先确认是否已经怀孕。

尿频

怀孕会使肾和膀胱产生更多液体，导致准妈妈比以往更频繁地想要如厕。

补充叶酸、铁和碘

补充叶酸

叶酸是细胞增殖、组织生长与机体发育不可缺少的微量营养素，建议备孕女性从孕前 3 个月开始补充叶酸，并且持续补充至孕 12 周。

多吃含铁丰富的食物

育龄女性是铁缺乏和缺铁性贫血患病率较高的人群，所以备孕女性应该从决定要怀孕的那刻起，就有意识地经常摄入含铁丰富、利用率高的食物，如瘦肉、动物肝脏、蛋类等，最好保证一日三餐中有瘦肉 50~100 克。

科学补碘

碘是合成甲状腺激素不可缺少的微量元素，而且对胎宝宝的智力和体格发育有重要作用，因此准妈妈要适当补充碘元素。选择加碘盐是不错的方法。同时，还应每周摄入一次富含碘的海产品，如海带、紫菜、干贝和带鱼等。

不慎用药怎么办

从优生优育角度，准妈妈在孕早期最好不要用药，但有时候在没有确定怀孕的情况下，可能会误用药物，此时准妈妈也不要过于担心。准妈妈可以先确定自己的生理周期、受孕日、用药日，以及用什么药、用药时间、用药量等因素。

需要注意的是，孕早期尽量别吃中草药或者中成药，因为大多数中草药或中成药在体内的代谢过程不明确，所以不能确定是否对胎儿造成影响。

一般情况下，怀孕初期不小心吃了药，因药效强弱的不同，对胎宝宝的影响程度也有差异。服药的时间不同，药物的代谢动力学差异，对胎宝宝的影响也不同，在吃药后必须及时做 B 超检查，以便更好地了解胎心和胎芽的发育是否正常。

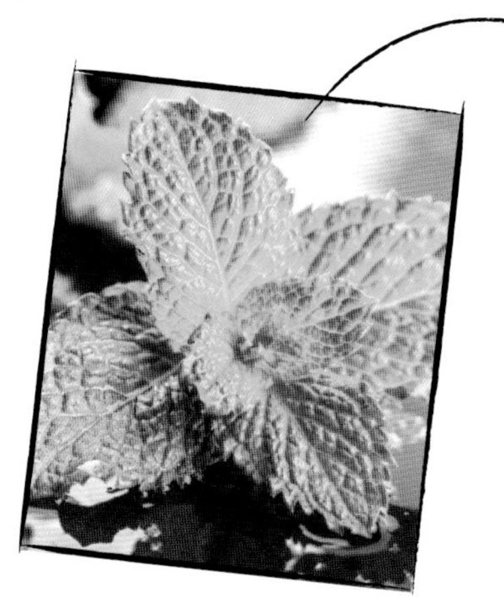

外用中成药也需警惕

清凉油、风油精等具有刺激性气味的药品中往往含有薄荷、樟脑、桉叶油等成分。这些成分可通过皮肤渗透进入人体，并通过血液作用于胚胎，可能会影响胎宝宝正常发育。因此，准妈妈最好避免使用。

一起来胎教

散文诗：向日葵

向阳而开的花，开起来就像阳光般灿烂，点亮了四周，让周围的一切都充满阳光的味道。宝宝，我们的生活就像这向日葵一样，金灿灿、黄澄澄的。

在我家，大家都感到奇怪：我们的花园那么小，肯定只种奇花异草，我却开辟一畦，种上了向日葵。

他们不明白，在高雅的玫瑰、杜鹃花、三色堇、茉莉花中间，我怎么会让那种平常而又土气的植物存在呢？

但这是因为我太爱向日葵了。我和向日葵之间有一种相似之处，这就像一种亲缘关系，我们都渴望天空和阳光，这种渴望像一根绳儿一样把我们拴在一起。

它那硕大的花冠始终需要阳光，总是面朝着天空，像恋人那么固执，像饿汉那么如饥似渴！

而害怕黑暗的我，也经常亲身感受到对阳光的本能渴望，每当望着向日葵着魔似的随着太阳转、寻求着阳光，我就激动不已。

所以，我爱它们：它们有着和我一样强烈需要生命、光亮和天空的愿望。

——胡安娜·伊瓦沃罗（乌拉圭）

读诗歌：你是人间的四月天

这首诗是我国著名的诗人、作家林徽因为出生的孩子而作，表达了对孩子的希望和因为孩子的出生而带来的喜悦。现在，准妈妈的心情也有如拂面的春风，充满喜乐。

你是人间的四月天

——一句爱的赞颂

我说你是人间的四月天；
笑响点亮了四面风；
轻灵在春的光艳中交舞着变。

你是四月早天里的云烟，
黄昏吹着风的软，
星子在无意中闪，
细雨点洒在花前。

那轻，那娉婷，你是，
鲜妍百花的冠冕你戴着，

你是天真，庄严，
你是夜夜的月圆。
雪化后那片鹅黄，你像；
新鲜初放芽的绿，你是；
柔嫩喜悦，
水光浮动着你梦期待中白莲。

你是一树一树的花开，
是燕在梁间呢喃，
——你是爱，是暖，是希望，
你是人间的四月天！

——林徽因

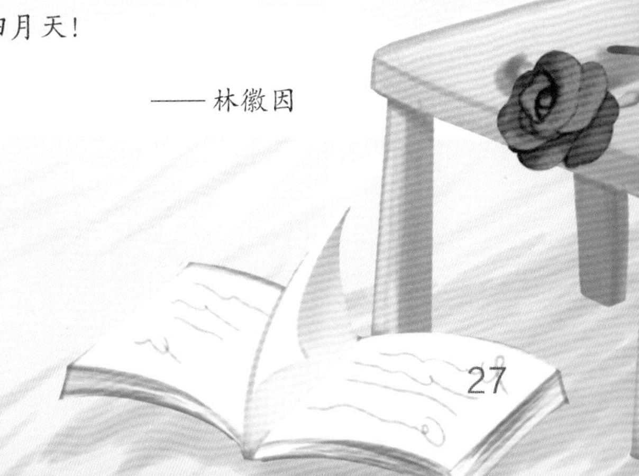

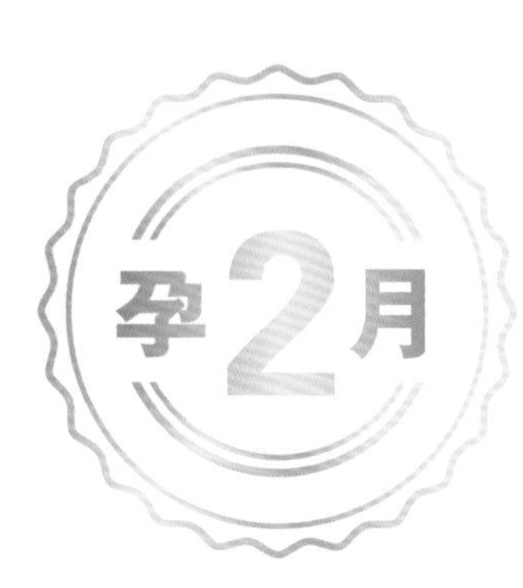

准妈妈开始“害喜”了

因膀胱开始被压迫，准妈妈常会有尿意，这是正常现象。

这个时候，生命的种子已经开始在准妈妈体内生根发芽，准妈妈开始了孕育生命的路程。此时，准妈妈刚刚发现自己怀孕，身体方面出现了很多变化，比如阴道分泌物增多、乳房明显增大、乳头颜色也开始变深。大部分准妈妈已经开始出现早孕反应了，头晕、乏力、嗜睡、恶心、呕吐、喜食酸性食物、厌油腻等早孕反应表现得越来越明显。妊娠反应剧烈的准妈妈可以随身携带一些花生、苹果等食物，抑制呕吐的同时，还能补充维生素。

胎宝宝的心、胃、肝、肠等内脏及脑部器官开始发育，手、足、口、耳等器官也已经形成，小尾巴逐渐消失，鼻孔已经形成，也有了舌头，越来越有人形了，而眼睛就像两个黑点，分别位于头的两侧。胎宝宝生长需要的营养素越来越多，绒毛膜更发达，胎盘形成，脐带出现。

本月是胎宝宝器官形成的关键期，准妈妈饮食主要以富含维生素、微量元素锌和蛋白质丰富的食物为主。当然，叶酸的补充也要继续进行。鱼类、坚果、豆类都要适当增加。怀孕 2 个月对于胎宝宝来说仍是危险期，如果准妈妈出现阴道排出血块或者浅灰色组织的情况，那么就要注意了，这很有可能是先兆流产的征兆，需要马上就医。不过，也不必过于担心，大部分准妈妈还是能安然度过孕早期的，保持心情舒畅很重要。

• 给上班族准妈妈的叮咛 •

很多上班族准妈妈的一日三餐要么是买一些汉堡吃，要么是买快餐解决，长时间这样下去，很容易营养不良。如果准妈妈贫血，也会引起肚子里胎宝宝营养不良，再加上工作压力大，甚至会导致流产。准妈妈需要重视自己的饮食，积极准备健康三餐，调节自我心情。同时，孕 2 月后随时会到来的孕吐，也会让上班族准妈妈猝不及防，准妈妈可以随身带着纸巾、呕吐袋、小零食、水，以便处理孕吐带来的不便。

做最棒的准爸爸

好消息要先“保密”

别着急把准妈妈怀孕的消息通知亲戚朋友，前 3 个月还属于不稳定期，我国目前的自然流产率在 15% 左右，这个比例还是较高的，而且意外多发生在前 3 个月。如果准妈妈曾经有过流产经历，那更需要多加注意，还是等到 3 个月后，状况稳定了再公布喜讯吧。

陪伴准妈妈产检、学习

怀孕是夫妻双方共同的责任，准爸爸一定要尽量抽空陪妻子产检、学习孕产知识。陪妻子产检，一方面能减轻妻子独自面对产检的不安，并降低妻子独自外出的危险性；另一方面，也可以让自己更了解胎宝宝的健康状况，同时通过超声波和胎宝宝见面，增进与宝宝之间的感情。

为准妈妈做全身按摩

作为一个准爸爸，在欣喜地期待宝宝出生的同时，也会因为看到准妈妈忍受孕期不适而心痛不已，在准妈妈失眠、脾气暴躁的时候不知所措。因此，建议准爸爸试着在每晚睡前，给准妈妈按摩。适度按摩，不仅可以缓解准妈妈身体上的不适，还能有效地改善准妈妈的睡眠。

禁止同房

在怀孕初期，准妈妈是不宜有性生活的。由于初期胚胎不稳定，容易引起流产，因此准爸爸此时还需要克制自己，在怀孕头 3 个月不要进行性生活，以免导致流产。

孕期营养指导

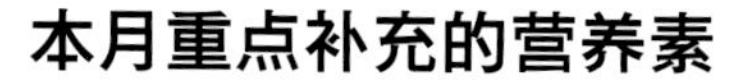

本月重点补充的营养素

在整个怀孕过程中，叶酸都必不可少，所以本月准妈妈还要继续补充叶酸。此外，像 DHA 这种营养素也是此时胎宝宝正常发育所必需的重要营养物质。

B 族维生素

本月准妈妈由于妊娠反应容易感到疲劳，适当补充矿物质（如钙、铁）及充足的维生素等能缓解身体的不适。

B 族维生素具有消除疲劳的功效，对于那些受孕吐困扰的准妈妈来说，维生素 B_6 便是孕吐的克星。

营养素来源：蛋类、全谷类、豆类、海产类、奶类、绿色蔬菜、坚果类、猪瘦肉等。

DHA

DHA 俗称“脑黄金”，是不饱和脂肪酸的一种。它和胆碱、磷脂一样，都是构成大脑皮层神经膜的重要物质，能促进大脑细胞特别是神经传导系统的生长、发育，促进脑发育，提高记忆力。

DHA 对胎宝宝的大脑以及视力发育具有重要作用，而且还能预防准妈妈早产，增加胎宝宝出生时的体重。建议准妈妈每日 DHA 的摄入量以 300 毫克为宜。

营养素来源：坚果类、海鱼、海虾、鱼油等。

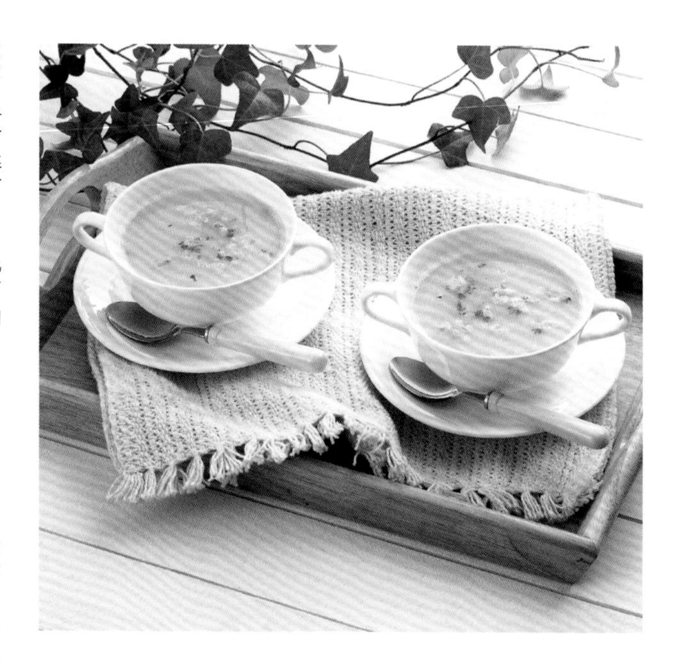

奶酪蛋汤

原料：奶酪 1 块，鸡蛋 1 个，西芹、胡萝卜各 50 克，高汤、面粉各适量。

做法：

1. 西芹、胡萝卜洗净，切丁。
2. 奶酪与鸡蛋一起打散，加入面粉，搅拌成蛋糊。
3. 高汤烧开，淋入调好的蛋糊，撒上西芹丁、胡萝卜丁做点缀即可。

忌食被李斯特菌感染的食物

孕早期虽然对饮食的要求不算太高，但也不是完全没有禁忌，除了正常摄入种类丰富的食物、勤喝水以外，被李斯特菌感染风险的食物应避免食用。

什么是李斯特菌

李斯特菌是一种兼性厌氧细菌，它广泛地存在于自然界，奶制品和青饲料是李斯特菌最喜欢的寄生处。

李斯特菌中的单增李斯特菌对人致病，特别是对准妈妈这样的高危人群，会造成很严重的后果，准妈妈感染李斯特菌后流产率可达30%。

适合李斯特菌生存的环境

李斯特菌可以在2~42℃的环境中生存，能在冰箱冷藏室长时间生长繁殖，耐酸、耐盐、耐碱，但不耐热。

日常生活中应当注意的食物

- 没有经过高温消毒的生奶做的奶酪。
- 蛋黄酱或未熟透的鸡蛋。
- 寿司、生冷海鲜（如刺身）。
- 三明治里的冷肉。
- 未完全煮熟的豆芽。
- 外面购买的沙拉包或提前准备好的沙拉。

避免食用李斯特菌的方法

简单地说，除了洗干净的新鲜果蔬，准妈妈要尽量避免食用其他生的和熟后冷却的食物，孕期食物要尽量加热至熟透。

炒豆芽菜注意事项

炒豆芽菜时如果只图脆嫩而炒得半生不熟，容易引起中毒。

勇敢面对孕期不适

准妈妈的变化 部分准妈妈开始有孕吐反应，体重和体型依然没有改变；子宫质地变软，大小没有变化。

胎宝宝的成长 胎宝宝的原始心血管出现，且会出现搏动现象，胎盘、脐带也开始工作，给胎宝宝运送营养和氧气，并带走废物。

“孕吐克星”——B 族维生素

超过半数的准妈妈会发生孕吐，这是早孕反应最典型的症状，一般在停经 6 周左右或更早的时间出现。早晨的时候尤为严重，大部分会持续一个多月，也有部分准妈妈会持续更久。

有的准妈妈感觉孕吐很严重，所以就多补充 B 族维生素。殊不知，过量或长期服用 B 族维生素会造成胎宝宝对 B 族维生素产生依赖，离开母体后，由于缺乏 B 族维生素，其中枢神经系统的抑制性物质含量会降低，从而出现哭闹不安、容易兴奋或受惊的状况。严重的甚至会在出生后几小时或几天后出现惊厥。所以，对于 B 族维生素，准妈妈适量补充就好。

正常的呕吐不会影响胎宝宝的发育，准妈妈无须过度担忧。B 族维生素能促进氨基酸代谢，从而缓解或消除恶心、呕吐，准妈妈可适当补充富含 B 族维生素的食物。

B 族维生素的营养素来源

蔬菜类：番茄、菠菜、生菜、莴苣、油麦菜、韭菜、青椒、白菜等。

水果：香蕉、葡萄、橙子、橘子、无花果等。

肉类：牛肉、羊肉、猪肉、鸡肉、鱼肉、动物肝脏等。

坚果：花生、核桃、栗子等。

其他：鸡蛋、奶酪、豆制品、糙米、玉米、全麦食品、芝麻等。

口干舌燥巧应对

准妈妈需要比平时更多的水分来满足自身和胎宝宝发育需求，早孕反应会带走准妈妈体内的水分。制作一些简单的果蔬汁不仅能帮助准妈妈补充水分，还能提升食欲。

科学喝水，少量多次

准妈妈不能等到口渴了再喝水，这时身体已经处于缺水状态，不利于胎宝宝生长发育。正确的做法是，在口渴之前适量喝水，并且一次不需太多，以免给胃部增加负担，少量多次更合适。

放加湿器，保持空气湿润

天气干燥炎热、室内使用取暖设备或空调都可能造成空气干燥，会加重准妈妈口干舌燥的情况，尤其是在晨起时往往感觉口腔内和咽部干痒不适。这时候就需要在室内放一台加湿器，保证空气湿润，减轻不适症状。

孕期感冒怎么办

如果只是一般的感冒，主要表现为打喷嚏、鼻塞，不发热，症状较轻，那么无须服用感冒药，一般一两个星期可自行痊愈。

如果感冒症状比较严重，尤其是出现持续高烧不退的症状，很可能是流感病毒引起的，有感染胎宝宝的风险，要及时就医，在医生的指导下治疗。

孕期感冒可以这样做

一般感冒症状较轻者，不必服药，多喝水，多吃新鲜的蔬菜和水果，充分休息几天就会好转。

如果病情到了比较严重的程度，出现高热、烦躁等症状，要马上就医，切不可自行盲目乱用各类药物，以免药物中某些成分对胎宝宝发育产生不良影响。

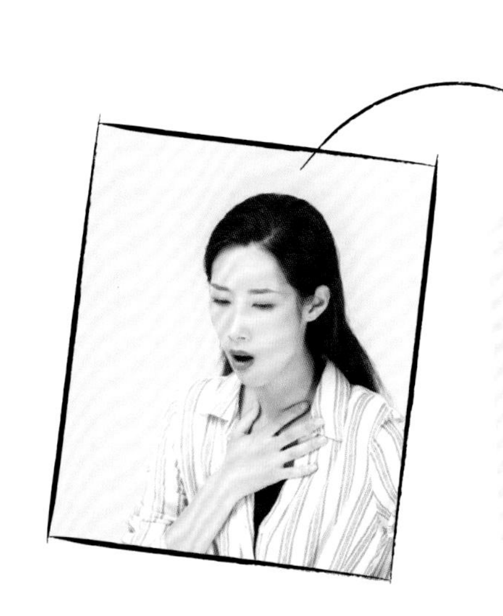

缓解口干和晨吐症状

准妈妈可以喝柠檬水或者其他橘子味的水，以刺激唾液腺分泌唾液，减轻口干、口苦的症状；还可以通过吃水果，让口腔保持湿润。这样做不仅可以缓解口干症状，还可以帮助缓解晨吐。

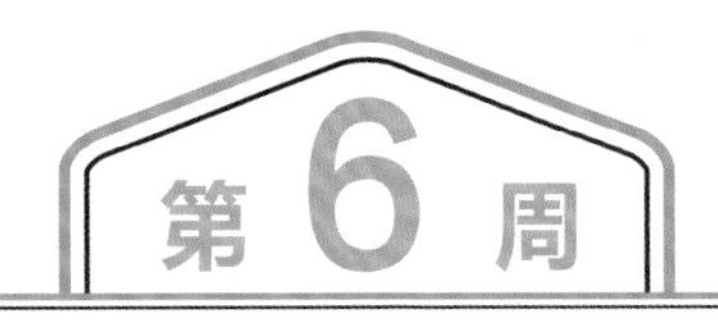

预防孕早期流产

准妈妈的变化 本周，准妈妈开始变得慵懒，白天也感到昏昏欲睡；不愿多说话，不愿做家务，只是希望静静地待在家里；身材依然没什么变化，体重甚至还会减轻，这都是正常的。现在，准妈妈最好不要外出旅行，过量的运动有可能造成流产。

胎宝宝的成长 胎宝宝的头占了大部分，看起来像个可爱的“小蝌蚪”；心脏开始跳动，肾等主要器官也已经形成，神经管开始连接大脑和脊髓，四肢变化越来越明显，眼睛、鼻窝一一出现，血液循环建立起来。

如何规避流产

引起自然流产，尤其是怀孕头3个月内的流产，主要有两个因素。

刚刚植入子宫内膜不久的早期胚胎，与准妈妈的连接还不是很稳定，一旦受到外界干扰，就有发生流产的可能。所以在生活起居中，准妈妈不要做过重的体力劳动，孕早期要避免性生活，还应防止流感及肺炎等疾病，并且注意加强营养。

遗传因素

遗传因素占自然流产的60%~70%，其中流产儿染色体异常占50%~60%，夫妻一方或双方有染色体异常的约占10%。

外界不良因素

大量吸烟（包括被动吸烟）、饮酒、接触化学性毒物、严重的噪声和震动、情绪异常激动、高温环境等一切可导致胎盘和胎宝宝损伤的因素都可造成流产。

需要特别注意的是，如果女性连续3次或3次以上在妊娠28周之前自然流产，称为复发性流产或习惯性流产。这种情况下，应及时前往医院诊断，找到原因，进行治疗。

警惕孕早期出血

据统计，大约 10% 的准妈妈在怀孕早期有过出血的情况，但孕期出血的原因各有不同，不能一概而论，第一时间就医是关键。

孕早期出血原因

先兆流产是孕早期出血的一大原因，主要发生在怀孕 40 天左右。由于准妈妈本身体质的关系，往往刚开始腹部只有轻微不适，出血量可多可少，到严重时才会出现剧痛。宫外孕也是造成出血的一个原因，一般发生在孕 2 月，出血量不大，但由于宫外孕往往是体内出血，并伴随剧痛，更需要注意。

可以喜酸，但不能喜山楂

很多准妈妈在孕早期常常感到恶心，有时一整天都想呕吐。这个阶段的准妈妈大多对酸味食物很感兴趣，但选择一定要慎重。

营养学家的研究证实，柠檬和土豆这类食物不仅含有多种维生素，还有助于缓解孕吐，很适合准妈妈；番茄、杨梅、樱桃、葡萄、柑橘、苹果……这些食物也是准妈妈的“解馋”佳品。山楂虽然营养丰富，却会加速子宫收缩，可能导致流产，最好“敬而远之”。

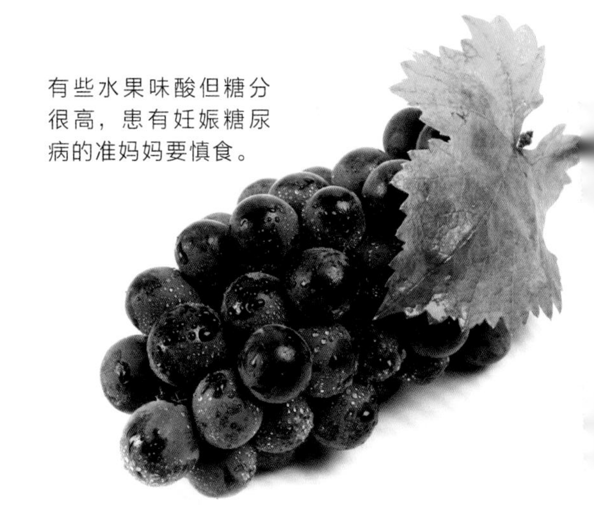

有些水果味酸但糖分很高，患有妊娠糖尿病的准妈妈要慎食。

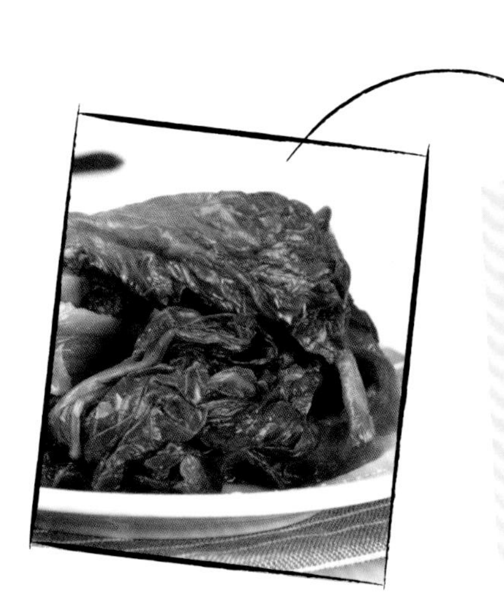

酸菜不能用来解馋

不是所有酸味食物对准妈妈都是有益的，除了山楂之外，人工腌制的酸菜、醋制品等都要谨慎食用。人工腌制的酸菜虽然有酸味，但是营养价值几乎丧失殆尽，而且腌菜中的致癌物亚硝酸盐含量较高，过多食用对准妈妈、胎宝宝的健康都无益。

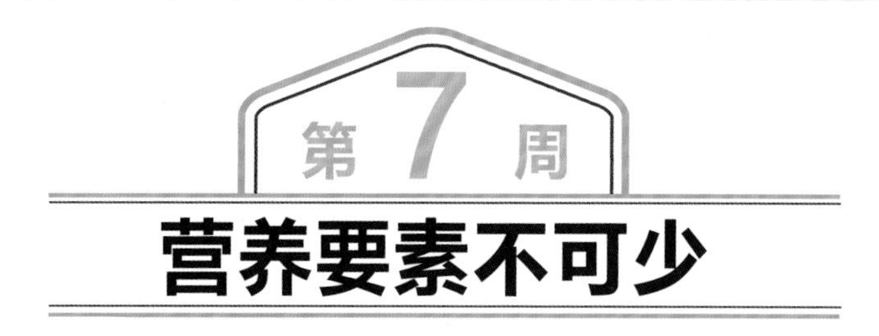

营养要素不可少

准妈妈的变化 此时，一些准妈妈的情绪波动很大，有时会很烦躁，这都是正常的反应。但应该注意的是，孕 6~10 周是胚胎腭部发育的关键时期，如果准妈妈的情绪过分不安，会影响胚胎的发育，甚至导致腭裂或唇裂。

胎宝宝的成长 本周胎宝宝长到约 1 厘米，体节已全部分化，可以区分出头、身、四肢的形态。胎宝宝的“小尾巴”还没有褪去，这是胎宝宝尾椎骨的延伸。

继续加强补充叶酸

孕早期是胎宝宝大脑神经系统发育的黄金期，胎宝宝脑部和神经管都已经开始发育了，更加需要叶酸，所以继续补充叶酸对准妈妈来说非常重要。

白菜、油菜、菠菜、莴苣、柑橘、草莓、樱桃、黄豆、动物肝脏等食物中含有丰富的叶酸。但由于过度加热容易破坏食物中的叶酸，所以准妈妈应尽量少吃炖煮的蔬菜，可适当将蔬菜凉拌着吃。

叶酸要补到怀孕后 3 个月

叶酸是一种水溶性维生素，是胎宝宝生长发育过程中保证细胞正常生长、分裂必不可少的维生素。新生儿缺陷疾病的发生大都与缺乏叶酸有关。

很多准妈妈都知道备孕时补充叶酸的重要性，其实怀孕后的前 3 个月是胎宝宝中枢神经系统发育的关键期，补充足够的叶酸，可以有效预防胎宝宝神经管发育畸形。通常，每天补充 0.4 毫克叶酸即可满足胎宝宝生长需求和准妈妈自身需要。进入孕中期后，视情况可停服叶酸，但需注意多从食物中摄取。

准妈妈在早晨或者上午补充叶酸效果更好，因为白天人体内新陈代谢较快，早上是吸收营养的最佳时间段。建议在早饭后 30 分钟到 1 小时补充叶酸，同时注意多喝水，多休息。

大脑高速发育期，营养要全面

孕早期胎宝宝大脑迅速发育，除了补充叶酸，准妈妈还要注意全面摄入营养，以便更好地促进胎宝宝大脑发育。

蛋白质：孕早期胎宝宝尚小，发育过程中不需要大量营养素，摄入的热量不必增加。只要准妈妈正常进食，并适当增加优质蛋白质就可以满足胎宝宝发育需要。

脂肪：由于早孕反应，准妈妈可能对富含脂肪的食材没什么胃口，但可以吃些坚果，补充不饱和脂肪酸。另外，豆类、蛋类、乳制品类食品都可以少量补充脂肪。

碳水化合物：适当吃一些含淀粉丰富的食物，以提供必需能量。

维生素：叶酸、B 族维生素、维生素 C、维生素 A 等都要全面摄入，可多吃谷物、新鲜果蔬。

矿物质和水：准妈妈要注意补充矿物质和水，如果早孕反应严重，剧烈呕吐会引起人体水盐代谢失衡，准妈妈可适当多吃一些清爽口感的蔬果，补充矿物质和水分，有利于胎宝宝大脑发育。

补充水分很重要

准妈妈正常喝水时间是每隔两小时一次，最好是早上起来喝杯水，午餐后一小时喝一杯，晚上睡之前一小时再喝半杯水，其余时间合理分配。这样可以保证 24 小时不缺水，一天总量在 2000 毫升左右比较合适。

避免饮用咖啡、茶、可乐等饮料，这些饮料中含有的咖啡因不仅不利于胎宝宝的健康，还可能让准妈妈感觉更加口渴；避免吃黏牙、高糖的食物，吃过这样的食物后，要尽快漱口或刷牙，多喝点水来补充水分；尽量食用低盐食物，注意多样化的食物组合。

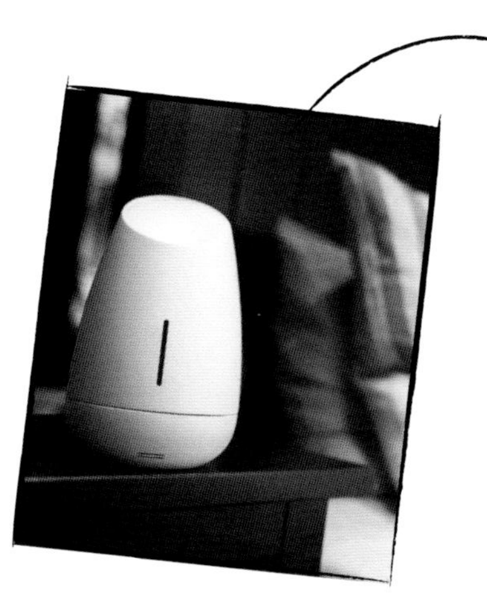

警惕加湿器滋生细菌

如果准妈妈早起时感到口干口苦，除了喝水，还可以试试夜间在卧室使用加湿器。不过，加湿器要注意定期清洁，避免细菌大量滋生。

胎教有利于宝宝发育

准妈妈的变化 在这个阶段，多数准妈妈会第一次有腹部疼痛的感觉，这是因为准妈妈的子宫在迅速地扩张；去卫生间小便的频率可能会大大超过平时，这是由于子宫变大后压迫膀胱所致。

胎宝宝的成长 本周胎宝宝已初具人形，五官已经可以辨认，心脏和大脑神经已经发育成型，脊椎、骨骼都开始发育，腿和胳膊的骨头已经开始变硬并且变长，腕关节、膝关节、脚趾也开始形成。

了解胎教知识

胎教也就是在怀孕期间给准妈妈创造一个良好的心态和孕育环境，使胎宝宝正常发育。在胎教过程中，胎宝宝能感受到强烈的情感，有助于其大脑发育。

一般意义上的胎教，均提倡根据胎宝宝的发育特点，对其进行诸如对话、抚摸及听舒缓优美的音乐、进行适当的运动等早期教育，这种胎教一般从孕 3~4 月开始。准爸爸在胎教中的角色是无可替代的，准爸爸的参与会使准妈妈精神愉悦，以便更好地度过孕期；准爸爸浑厚的嗓音，也非常受胎宝宝喜爱。

胎教包括哪些内容

胎教包括对话胎教、情绪胎教、营养胎教、运动胎教、音乐胎教、环境胎教、美学胎教、故事胎教等。准妈妈每天为胎宝宝唱一首歌、读一段诗，这些可以促进胎宝宝的大脑发育。

有的准妈妈以为胎教这件事有固定的模式，其实不然。不管是用什么方式胎教，在什么时间进行胎教，只要对胎宝宝的身心发展有利即可。比如，准妈妈心情好的时候轻轻哼一首歌给胎宝宝，他便可以感受到你快乐的情绪。再比如，准妈妈每天早上跟胎宝宝说一句“早安”，轻抚腹部让胎宝宝知道你对他的重视与关爱，这些都是很不错的胎教方式。

第一次 B 超检查

一般来说，孕期产检过程中准妈妈会做多次 B 超，这是为了了解胎宝宝各阶段的发育情况。但不建议准妈妈频繁做 B 超，只要按照医生的指导定期做就可以了。

停经 6 周后做 B 超

在停经 6 周后，准妈妈应做 B 超确定妊娠是否正常，这也是孕期的第一次 B 超检查，主要为了确定胎宝宝发育情况，排除宫外孕等情况。

孕中期 B 超

孕中期通常做 2 次 B 超检查，第一次 B 超检查在孕 12~14 周进行，第二次在孕 20~24 周进行，以了解胎宝宝的器官和组织发育情况。

孕晚期 B 超

从孕 36 周到预产期，通过做 B 超以明确胎位、羊水多少和胎盘的功能，以及胎宝宝有无脐带绕颈情况。

多晒太阳好处多

在怀孕期间，除了要注意合理饮食之外，也不能忽视了阳光、水和空气等自然元素的重要性。准妈妈每天都要晒晒太阳，会有很多益处。

提高准妈妈免疫力

准妈妈适当晒晒太阳，不仅可以改善孕吐带来的坏情绪，阳光中的紫外线还具有杀菌、消毒作用，有助于提高准妈妈的免疫力。有研究表明，经常晒太阳的准妈妈免疫力普遍高于长期处于室内的准妈妈。

促进钙吸收

晒太阳能够有效地增加准妈妈体内的维生素 D 水平，而这种营养素可以与钙结合，促进骨骼的生长。因此，合理地晒太阳，对胎宝宝的健康有着较好的促进作用。

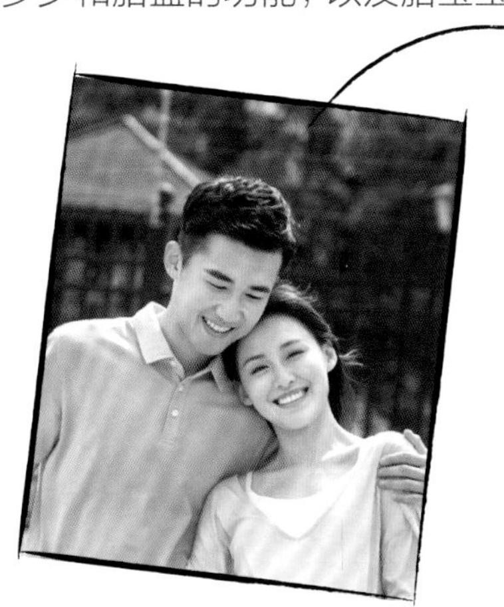

补充维生素 D 的好帮手

孕早期的准妈妈摄入维生素 D 的量约为每日 5 微克，孕中期和孕晚期约每日 10 微克，最高不超过每日 20 微克。准妈妈最好每天进行 1~2 小时的户外活动，通过晒太阳来补充维生素 D。

一起来胎教

双语音乐：雪绒花

这首歌是美国电影《音乐之声》的插曲之一，赞扬生长在高山上的雪绒花的美丽和顽强。每次这个旋律和歌词响起，准妈妈都会为之感动。宝宝，听妈妈轻轻念给你听。

雪绒花	Edelweiss
雪绒花，雪绒花，	*Edelweiss, edelweiss,*
清晨迎接我开放。	*Every morning you greet me.*
小而白，	*Small and white,*
洁而亮，	*Clean and bright.*
向我快乐地摇曳，	*You look happy to meet me,*
白雪般的花儿愿你芬芳，	*Blossom of snow may you bloom and grow,*
永远开花生长。	*Bloom and grow forever.*
雪绒花，雪绒花，	*Edelweiss, edelweiss,*
永远祝福我家乡。	*Bless my homeland forever.*

——奥斯卡·汉默斯坦二世（美）

讲故事：大禹治水

执着的精神、坚定的信念、勤劳和智慧都是大禹治水取得成功的原因，国家与小家永远是我们奉献的动力。宝宝，长大后你也要努力建设家园哦！

很久很久以前，洪水经常泛滥。大水淹没了田地，冲毁了房屋，毒蛇猛兽到处伤害百姓和牲畜，人们的生活痛苦极了。

洪水给百姓带来了无数的灾难，必须治好它。当时，一个名叫鲧（gǔn）的人领着大家治水。但他只知道筑坝挡水，9年过去了，洪水仍然没有消退，于是他的儿子禹继续治水。

禹离开了家乡，一去就是13年。这13年里，他到处奔走，曾经3次路过自己家门口。可是他认为治水要紧，一次也没有走进家门看一看。

禹吸取了鲧失败的教训，采取疏导的办法治水。他和千千万万的人一起，疏通了很多河道，让洪水通过河道，最后流到大海里去。洪水终于退了，毒蛇猛兽被驱赶走了，人们把家搬了回来。大家在被水淹过的土地上耕种，农业生产渐渐恢复了，百姓重新过上了安居乐业的生活。

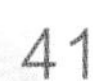

产检和建档要及时

选择离家近的医院会节省很多不必要的麻烦。

怀孕的第 3 个月，准妈妈要面临的挑战还有很多，大部分的医院都是在孕 3 个月时建档，准妈妈和准爸爸要提前做好计划。这个月仍然处于流产高危期，准妈妈一旦发现不适要马上去医院检查。

这个月的胎宝宝，已经是个有模有样的“小人儿”了。他基本的细胞结构已经形成，血液循环已开始建立，身体所有的部分都已经成形，也能吸吮手指、吞咽和踢腿了。身体的其他细微之处也开始显现。

大多数准妈妈的第一次产检会在本月进行，除了比较详细、全面的第一次产检内容外，本月还有一项非常重要的产检项目——NT 检查。NT 检查，即检查胎宝宝的颈项透明层，对筛查胎宝宝异常有重要意义。NT 检查需要采用 B 超检查，检查期间需要胎宝宝配合，胎宝宝必须是侧身，位置不好则看不到颈项透明层。所以，有时准妈妈需要接受多次检查，也可能会在检查过程中，被医生要求出去溜达一会儿，或吃点东西再继续。

NT 检查需要憋尿，准妈妈去检查的日子，准爸爸需要记着给准妈妈准备保温杯，装一杯温水，而且最好还给准妈妈带点水果、牛奶、话梅等零食，以缓解准妈妈在路上或检查过程中出现的孕吐症状。去之前，提醒准妈妈穿容易穿脱的衣物。

• 给上班族准妈妈的叮咛 •

怀孕期间千万不能装修房间，同时也要远离正在装修的房间，特别是不能在刚刚装修完的房间里面长时间待着。因为涂料里有很多有毒的化学成分，会造成胎宝宝发育畸形，甚至是流产。同时，用电脑的时间也要大大减少，尽量不要和别人共用一台电话，在使用电话机之前最好用酒精擦拭消毒，经常用复印机的准妈妈也要注意，随时保持打印室的空气流通。

做最棒的准爸爸

谈论欢快的话题

如果准妈妈脑子里想的总是生孩子多么疼，担心自己生孩子的时候会遇到各种危险情况，心情当然受影响。准爸爸要帮助怀孕的妻子转移注意力，不要总是谈论这些令人不安的话题，要巧妙地把话题转移到其他高兴的事上，比如商量一下宝贝的名字，计划计划还需要给宝贝再准备些什么东西等。

赞美准妈妈

准爸爸要采取积极的行动帮妻子找回自信，最有效的一条是真诚的赞美，告诉妻子你喜欢她现在的样子；还可以主动带妻子去逛逛商场，帮妻子挑选几件漂亮的孕妇装，再拍些照片，让她觉得自己是全世界最美丽、最幸福的准妈妈。

准爸爸要宽容

怀孕也许让原来温柔、善解人意的妻子像变了一个人，可能一句话没说好就大发脾气，或者稍不如意就泪如泉涌。准爸爸要了解，这种情绪波动是准妈妈在特殊时期的特殊心理表现，所以准爸爸要练就宽容平和的心态。

胎教需要准爸爸

胎宝宝既喜欢准妈妈温柔、甜美的声音，也喜欢准爸爸低沉、宽厚的嗓音。所以，准爸爸也要多参与到胎教中来。平时固定时间摸着准妈妈的肚子和胎宝宝打招呼、说童话故事或念儿歌给他听，还可以跟胎宝宝讲讲这天发生的有趣事情等，这些对胎宝宝大脑发育很有帮助。

孕期营养指导

本月重点补充的营养素

这个月需要适量补充镁和维生素 A，它们不仅对胎宝宝肌肉的健康至关重要，还有助于骨骼的正常发育。铁更是避免准妈妈和胎宝宝贫血的必要物质。

镁

怀孕前 3 个月镁的摄取量会影响胎宝宝以后的身高、体重和头围大小。另外，镁对准妈妈的子宫肌肉恢复也很有好处。

营养素来源：绿叶蔬菜、坚果、黄豆、南瓜、甜瓜、香蕉、草莓、葵花子、全麦食品等。

铁

准妈妈怀孕后，血容量扩充，铁的需求量就会增加。缺铁除了容易导致贫血外，还易造成体温调节不全、免疫力下降等。因此，准妈妈应当在孕早期适量补充铁，每天摄入 20 毫克左右，要注意同时补充维生素 C，帮助铁的吸收。

营养素来源：动物肝脏、鸡蛋黄、鸡肉、牛肉、香菇、木耳、菠菜、海带、樱桃等。

维生素 A

维生素 A 也叫视黄醇，可以促进胎宝宝视觉神经发育，促进视网膜光感细胞发育和成熟。孕早期胎宝宝自己还不能储存维生素 A，因此准妈妈一定要及时通过膳食补充。

营养素来源：甘薯、南瓜、菠菜、芒果、鱼、蛋黄、牛奶、猪肝等。

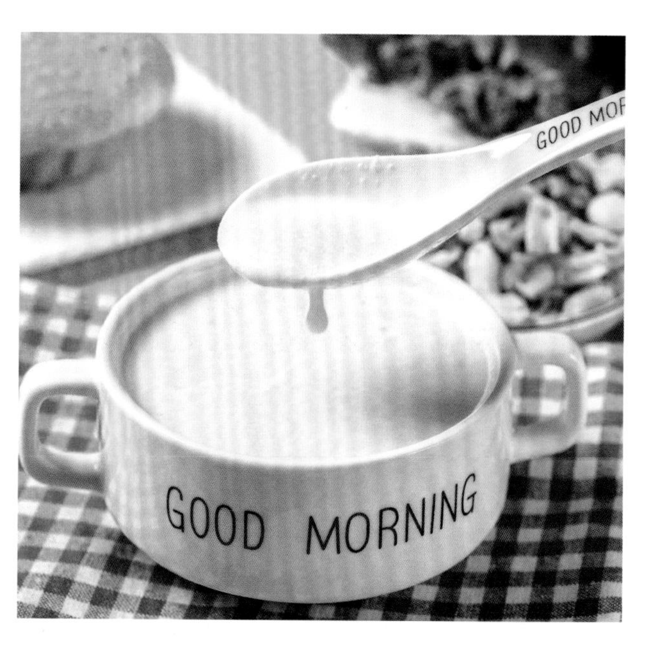

牛奶花生酪

原料：花生仁、糯米各 50 克，牛奶、冰糖各适量。

做法：

1. 花生仁和糯米洗净，浸泡 2 小时。
2. 花生仁和糯米一起放入豆浆机中，加入适量牛奶，制成牛奶花生米浆。
3. 倒出牛奶花生米浆，去渣取汁。
4. 取干净的煮锅，加冰糖和牛奶花生汁煮开即可。

第一次产检都检查哪些项目

孕 8 周前后，大多数的准妈妈孕囊中都可以看到胎芽、胎心了，但是胎心的声音此时还听不到。孕 8 周到孕 12 周间，准妈妈会进行第一次比较全面的体检，也是第一次产检。

从本周末开始，胚胎可以被真正地称为“胎儿”了。本周，准爸爸在担负起准妈妈营养大任的同时，也需要了解产检的相关内容，陪伴准妈妈产检。

一般在准妈妈孕 7~8 周，要确诊宫内孕，并要看到胎心。如果此时看到宫内孕，但未有胎心，一般会进行抽血，查看 HCG 及孕酮值，根据情况复查 B 超，直至看到胎心。确定宫内孕，并有胎心后，一般在孕 12 周会建档，并进行第一次产检。

产检的项目包括血压、血常规、血生化（包括肝功能、血脂、空腹血糖、肾功能、尿酸）、病毒五项检查（包括乙肝、丙肝、梅毒、艾滋病和巨细胞病毒感染）、甲状腺功能、尿常规、心电图、妇科检查（包括观察子宫、宫颈、阴道黏膜状态，以及确定是否有妇科炎症）等检查。除此之外，还会测量准妈妈体重，为日后产检提供参照，并根据准妈妈的身体健康状态进行其他检查。

一般情况下，建档的第一次产检项目需要全面了解准妈妈和胚胎发育情况，所以检查得会详细一些，而且检查项目也有规定，准爸妈不需要太担心。

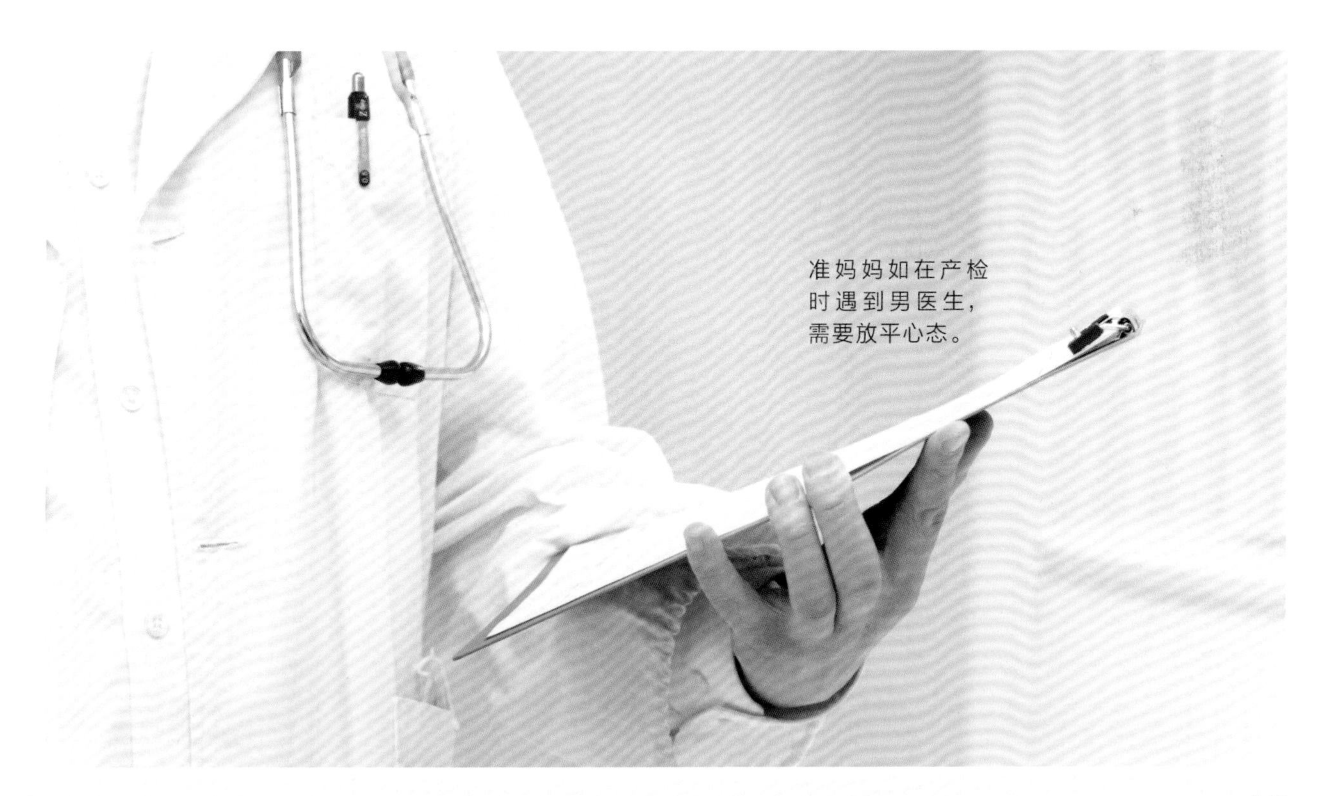

准妈妈如在产检时遇到男医生，需要放平心态。

该建档啦

准妈妈的变化 这个阶段，准妈妈乳房更加胀大，乳晕和乳头颜色更深，但体型仍变化不大，因为此时是胎宝宝器官组织的分化期，还没到准妈妈长肉增重的时候。

胎宝宝的成长 胎宝宝身长约 2.5 厘米，重 6 克。他的小尾巴已经消失，手指、脚趾、膝部、肘部已发育，可以称之为真正的“胎儿”了。

早建档早安心

建档是准妈妈怀孕过程中非常重要的事，建立档案之后可以按照规定时间参加每个月的产检，也能及时了解掌握自己和胎宝宝的状况。

准妈妈在建档之前最好能提前确定自己的分娩医院，并且固定在同一家医院进行产检，以减少不必要的麻烦。

医院为准妈妈建档，主要是为了更全面地了解准妈妈的身体状况以及胎宝宝的发育情况，以便更好地应对孕期发生的状况，并且为以后的分娩做好准备。准妈妈可以选择固定看一位医生，这样医生对准妈妈的个人情况会比较了解，更有助于顺利度过孕期，直至分娩。

选择建档医院

离家近

距离是大多数人考虑建档医院的第一因素，毕竟孕期多次产检，尤其是孕晚期准妈妈挺着大肚子去太远的地方很不方便。距离近的另一个好处是，临近分娩可以快速到医院就诊。

就医环境

专科医院更好、更有针对性，而且就诊人员相对较少，能有效避免交叉感染。

产后病房条件

产后病房是新生儿出生后接触的第一个外部环境，所以关于产房的细节要提前问清楚，比如是否能够有家属陪护，能否申请单间等。

别忽视心理保健

孕期保健不仅应保证准妈妈不生病、营养全面，还应当注意心理保健。烦躁焦虑的情绪不但对准妈妈本身不利，对胎宝宝发育也有害无益。

善于倾诉

怀孕后由于生理上的原因，很多准妈妈变得很脆弱，心理上常会产生莫名的失落感、压抑感，遇到事情容易发怒、焦虑、惊慌等。当准妈妈遇到不愉快的事情时，一定要主动说出来，让准爸爸倾听你的心声；也可以约上几位好朋友，一起吃饭聊天，向她们吐吐苦水。

阅读、听音乐

准妈妈可以阅读一些有助于缓解心情的书籍，还可以边看书边将好的内容讲给胎宝宝听，在甜蜜的孕育时光中忘却烦恼。听音乐是孕期保持心情愉快最简单可行的方法，比较适合准妈妈听的是轻音乐，或者欢快的歌曲，以悦耳动听、能够安抚情绪为宜。

孕妇奶粉怎么喝

孕妇奶粉在牛奶的基础上，添加了叶酸、铁质、钙质、DHA 等孕期所需要的营养成分，可以满足准妈妈在孕期的特殊需要。但是，孕妇奶粉的喝法也是有讲究的。

可以喝孕妇奶粉的准妈妈

- 营养不够，体重偏轻的准妈妈。
- 孕吐严重，体重增长慢的准妈妈。
- 出现贫血及缺钙征兆的准妈妈。
- 胎宝宝发育迟缓的准妈妈。

不建议喝孕妇奶粉的准妈妈

- 饮食均衡、体重等各项指标都在正常范围内的准妈妈。
- 饮食均衡、体重等各项指标已经超标的准妈妈。

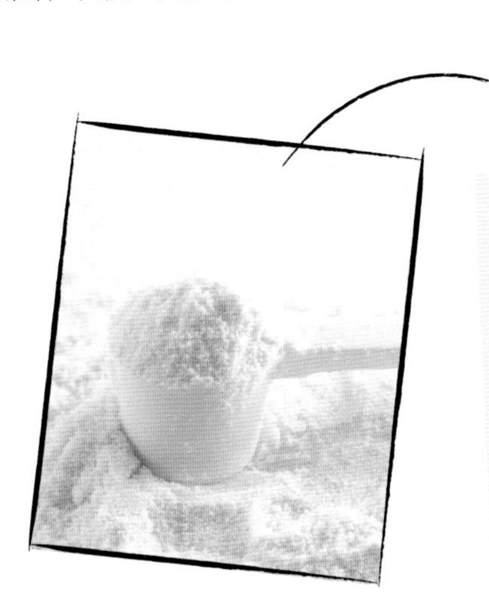

孕妇奶粉要适量

准妈妈要合理控制孕妇奶粉的饮用量，每天不要超过 2 杯，更不能把奶粉当成水喝，也不能既喝孕妇奶粉又饮用大量的其他乳制品，这样会增加肾脏负担，影响肾功能。早餐时，准妈妈可以先吃一些全麦面包、麦片，再喝一杯孕妇奶粉，健康又营养。

特殊准妈妈如何进补

准妈妈的变化 孕 10 周时，准妈妈的情绪波动很大，可能刚刚脸上还是“晴空万里”，转眼就变成“乌云密布”了。有些准妈妈会对这种变幻莫测的情绪感到不安，不过这都很正常，是孕期雌激素作用的结果。

胎宝宝的成长 本周胎宝宝重约 10 克，生殖器开始发育，但是用 B 超还是分辨不清性别，眼睛和鼻子已经清晰可见，心脏也发育成形。

素食准妈妈这样补

素食准妈妈通常会缺乏下列几种营养物质，需要在平时饮食中多摄取一些含有此类营养物质的食物，做到全面营养，打造出健康的孕育体质。当然，在孕育期间，最好营养均衡，不要坚持全素，可适当摄入蛋、奶等。

> 不爱吃肉的准妈妈可以尝试改变烹饪方法，例如，将肉做成馅料、肉粥，还可加入番茄酱调节口味等。必要的时候，准妈妈可以在医生指导下服用营养补充剂。偏食或有特殊饮食习惯的准妈妈在补充营养物质的时候，应该适当寻找一下含有同样营养物质的代替物，以免必要营养素缺乏，这样才能更好地保证胎宝宝正常发育。

蛋白质：素食妈妈可以多食用麦类主食及豆制品来获取蛋白质。

铁：黑米、黑芝麻、木耳、樱桃、红枣、紫菜等富含铁元素。

脂肪：植物油脂及各类坚果。

素食的准妈妈一定要多吃些豆制品，因为这类食品所含的蛋白质是植物蛋白中最好的一种，其中的氨基酸构成与牛奶相近，而胆固醇含量比牛奶低，并含有不饱和脂肪酸，有利于增加血液中的游离氨基酸。此外，由黄豆制成的豆浆中含有钾、铁、维生素 E 等对人体有益的元素，是一种理想的营养饮料。

乳糖不耐受怎么办

乳糖不耐受是由于小肠黏膜乳糖酶缺乏，导致牛奶中的乳糖得不到消化吸收，未吸收或未分解的乳糖就会引起一些不适症状。乳糖不耐受会导致牛奶中的叶酸、铁等营养素不能被有效吸收。

如何补充乳制品

食用酸奶

酸奶通过添加乳杆菌将乳糖分解成乳酸，其乳糖量会大大减少，能够将原本在人体内完成的酶分解放到了体外完成。

选吃奶酪

20~30 克奶酪就可代替每日饮用牛奶的量。

选择无乳糖、低乳糖的牛奶

超市常见的舒化奶是已将乳糖处理好的奶品。

与食物混合法

日常进食早餐时，可用牛奶搭配包子、面包等，还可用牛奶煮粥煮麦片，还可以用牛奶和面做馒头和蛋糕等。

“糖妈妈”这样吃

所谓的“糖妈妈”，是指在妊娠期被诊断为糖尿病的准妈妈，糖妈妈在孕期需要通过调节饮食来控制血糖，以减轻对胎宝宝的影响。如何做到既控制饮食又不影响胎宝宝的生长发育呢?

主食：少吃精米精面，可以搭配粗粮、杂粮一起吃。

蔬菜：建议每天吃 500 克以上含糖量较少的蔬菜。

优质蛋白质：多进食一些鸡蛋、牛奶、鱼虾等。

水果：含糖量较低的水果有石榴、木瓜、樱桃、柚子、橙子等，也可以直接用番茄、黄瓜代替水果。

如何弥补乳糖不耐受

乳糖不耐受的准妈妈无法从牛奶中直接获取钙质，而豆浆的营养成分不比牛奶差，含有丰富的蛋白质，只要一台豆浆机，在家就可以自制新鲜可口的豆浆。但豆浆中的钙含量较低，准妈妈在无法补充牛奶所含钙质的情况下，应在医生的指导下补充一些钙剂。

科学保胎

准妈妈的变化 准妈妈的子宫现在看起来像个柚子，借助多普勒胎心仪，可以听到胎宝宝心脏快速跳动，就像一匹小马快速奔跑的声音。

胎宝宝的成长 本周胎宝宝的所有器官都已发育成形，身长 4~6 厘米，胎重 14 克左右。胎宝宝许多细微之处开始表露，如手指甲、头发等，生殖器官也开始发育，骨骼细胞发育加快。

有保胎作用的食物

孕期的前 12 周是胎宝宝成长的关键期，要做好保胎工作，维生素 E、维生素 C 及叶酸等营养素，都能够帮助准妈妈达到呵护胎宝宝的目的。

特别是维生素 E，具有保胎作用，在临床上常用于治疗先兆流产和习惯性流产，可以联合黄体酮一起使用。

黄体酮是常见的保胎药，但临产数据显示，并不是所有的先兆流产使用黄体酮都会见效。黄体酮对子宫肌有抑制作用，使子宫收缩功能减弱，降低排出异物的功能，但也会增加不完全流产的概率，由此引发的出血过多、继发感染等也会严重影响准妈妈的健康。

推荐保胎食物

孕期保胎食物主要是指为妊娠期提供的全面均衡、搭配合理、营养丰富的食品。准妈妈摄入营养不足，有可能造成流产、死胎或引发早产、先天畸形等。

总的来说，富含维生素 E 和蛋白质含量高的食物都具有保胎的功效。富含维生素 E 的食物，如葵花子油、杨梅、樱桃、猕猴桃、草莓、花生等；蛋白含量高的食物，如牛奶、鱼类、排骨、猪蹄等。但是如果在怀孕初期已经有阴道出血、小腹疼痛等症状，单纯依靠食疗可能会有所贻误，需要遵医嘱服用保胎的药物。

不宜盲目保胎

从优生学和遗传学的角度讲，流产是一种自然生殖选择过程。经过这种自然选择，使得 90% 以上的染色体异常的胎宝宝在怀孕 28 周以前自然淘汰，保证了优生。

如果出现流产征兆是因为准妈妈患了急性疾病所致，如流感、肝炎、肺炎、心脏病、严重贫血等，此类情况能否保胎要视具体情况而定。如果准妈妈在治疗过程中大量使用对胎宝宝有影响的药物，则不宜盲目保胎。

远离这些食物

不恰当的饮食会引起准妈妈强烈的宫缩，容易导致准妈妈早产或流产，准妈妈应避免食用这些有妊娠中断风险的食物。

远离芦荟

芦荟本身含有一定的毒素，准妈妈若饮用芦荟汁，可能会导致骨盆出血，甚至造成流产。

远离螃蟹

螃蟹有活血祛瘀的功效，而且性寒，准妈妈食用后血流更流畅，易造成胎动，甚至导致流产。尤其是蟹爪，有明显的堕胎作用，准妈妈一定要注意。

远离甲鱼

甲鱼壳有明显的堕胎作用，而且甲鱼本身也有大补的作用，准妈妈本身就内热，孕期食用甲鱼很有可能导致上火，甚至流产。

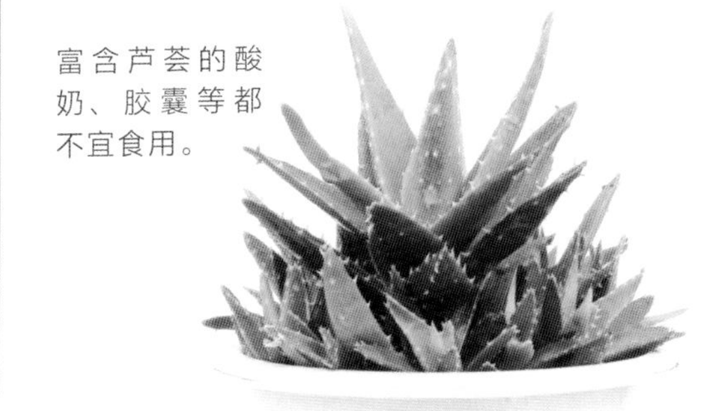

富含芦荟的酸奶、胶囊等都不宜食用。

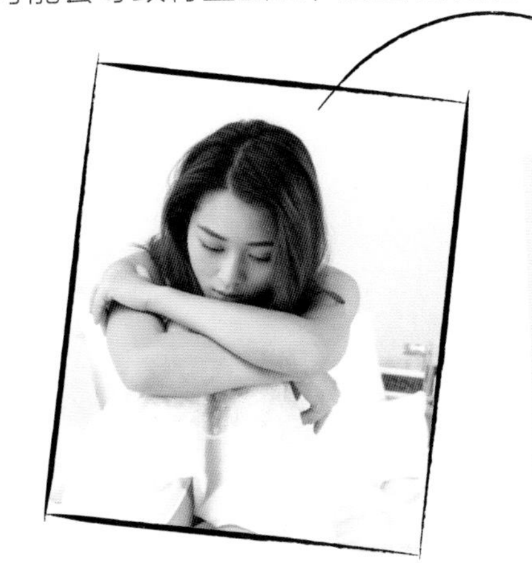

关注准妈妈心理

出现不宜保胎的情况会对准妈妈心理和身体都造成巨大的伤害，准爸爸即便是爱宝宝心切也不要责怪准妈妈，而且要照顾好流产后的妻子，在情绪、身体、营养等多方面给予关怀。

孕期局部护理

准妈妈的变化 准妈妈的乳房更加膨胀，乳头和乳晕的色素加深，有时还会感到疼痛；阴道乳白色分泌物有所增多；子宫随着胎宝宝的长大逐渐增大，在肚脐和耻骨联合之间可以摸到子宫上缘。

胎宝宝的成长 此时，胎宝宝已经“人模人样”了，大脑和其他各项器官仍在发育，骨头在硬化，手指和脚趾已经分开，指甲和毛发也在生长。

口气清新很重要

在怀孕的特殊时期，准妈妈常会觉得口腔内有一股怪味，不仅影响食欲，也会造成心情低落。

勤漱口

在孕期准妈妈吃东西的次数会比以往频繁，每次吃完东西后建议用温开水漱口，清除食物残留，减少口腔内的细菌滋生。

很多疾病会引发口腔异味，如上呼吸道、喉咙、支气管、肺部发生感染的时候；而患糖尿病、肝病或肾病者，也会出现口气改变的问题。因此，若准妈妈有过特殊疾病史，并且口气发生严重改变，应尽快由医生做诊断。

刷牙时清洁舌苔

早晚刷牙时，除了细致清洁牙齿和牙龈，也别忘了对舌苔进行彻底清理。准妈妈清理舌苔时可能会引起恶心和不适，但坚持几次后不适感会明显减轻，而且口气会越来越清新。

避免食用辛辣、生冷食物

吃辛辣、生冷、不够新鲜的食物，也会造成准妈妈口气不清新，严重者还会导致肠胃不适。

餐后按摩腹部

有时候口气不清新是消化系统出了问题，准妈妈的肠胃功能会因激素的改变而减弱，饭后将双手搓热，以打圈的方式轻轻按揉腹部，有助于食物的消化，减缓便秘症状。

唇部护理不可忽视

准妈妈通常都很重视面部和手部的护理，却往往忽略了对娇嫩唇部的护理，其实唇部护理对准妈妈的健康同样重要。

空气中不仅存在大量灰尘，而且还可能混杂细菌，如果不对唇部进行及时清洁，准妈妈在吃东西、喝水或不经意舔嘴唇的时候就会将灰尘和细菌带入口腔，这对一般人群并不会造成影响，但对准妈妈和尚未发育完全的胎宝宝而言，则可能带来患病风险。

准妈妈的手部护理

准妈妈在孕期也要注意手部的护理和清洁，因为手部最常抚摸孕肚，也最常触摸入口的食物，手部的清洁直接关系到准妈妈和胎宝宝的健康。

不留长指甲

准妈妈最好剪短指甲，不留长指甲，因为过长的指甲容易藏污纳垢，让细菌大量繁殖。不要涂抹含有醛类物质的指甲油。最好使用橄榄油护理指甲，这样既滋润手部，又不会对胎宝宝造成影响。

常戴手套

准妈妈外出时可以佩戴手套，以避免接触有害细菌。做家务时，如接触洗涤剂也要戴上防护的塑胶手套，保护自己的双手，这样也会给胎宝宝一个舒适安全的生长环境。

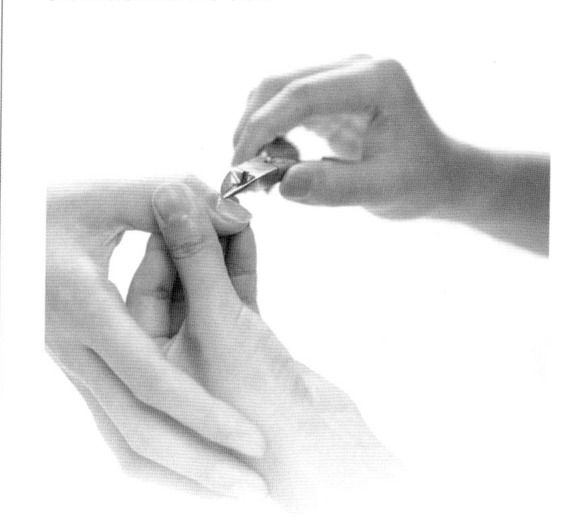

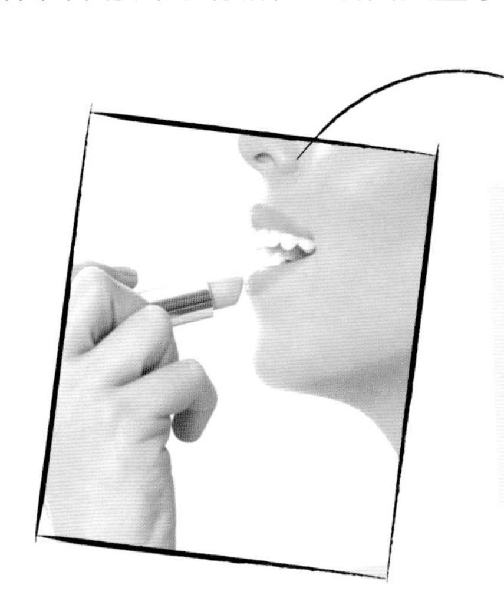

怎样呵护唇部

建议准妈妈使用孕妇专用润唇膏。如果不喜欢润唇膏可以选择天然的维生素 E 来滋润嘴唇，还可以通过适量补充油脂，如花生油、玉米胚芽油等来改善唇部干裂的情况。

一起来胎教

讲故事：家

家，由爱编织成，是我们的归宿，是我们的依赖。家里有外公外婆、爷爷奶奶、叔叔阿姨，每一个人都盼着你——可爱宝宝的到来。

一位杰出的画过许多精美画作的艺术家，发现自己甚至连幅“真的”画都没有画出来。

他遇到一位年老的牧师，牧师问他要去哪里。艺术家回答：“我不知道，我想画世界上最美好的东西。也许，你能给我指引。”牧师说：“很简单，在任何信条中，你会发现——世界上最美好的东西是‘信仰’。”

艺术家继续前行。后来，他遇到一位年轻的新娘，她告诉他，“爱”是世界上最美好的东西。“爱”使世界运转，让贫穷变得富有，泪水变成蜜糖，渺小变成伟大。没有爱，也就没有美。

艺术家继续他的追寻之旅，他又遇到一位疲惫不堪的士兵。艺术家问了他同样的问题，士兵说：“世界上最美好的东西是‘和平’。战争丑恶无比，你在哪里能找到和平，也就找到了美、信仰和爱。”

“信仰、爱与和平——我怎样才能把它们画出来呢？”艺术家想。

当他重新开始旅程时，脑子里想着自己希望画出来的“真实”之作。他惊讶地发现，自己想都没想居然又走回到了熟悉的家中。

他走进房门，眼睛里露出一丝光芒，他知道自己的追寻之旅结束了。在妻子和孩子们的脸上，他看到了“爱”和“信仰”。“我和孩子们时刻都在想你，为你的平安归来而祈祷。”他们相拥时，妻子这样说道。他坐在自己最喜欢的椅子里，内心一片安宁。

艺术家画出了世界上最美的东西，它就是“家”。

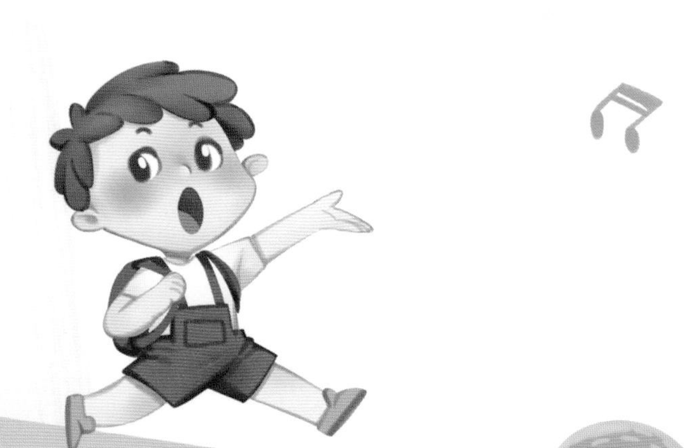

双语诗歌：雨，快走吧

大自然里的万物都是有情绪的，只要你仔细观察。听，小雨是活泼的，细雨是快乐的，大雨是急躁的……

雨，快走吧

雨，雨，快走吧，
改天再来吧，
爸爸想去玩。
雨，雨，快走吧，
妈妈想要去玩。
雨，雨，快走吧，
哥哥想要去玩。
雨，雨，快走吧，
姐姐想要去玩。
雨，雨，快走吧，
宝宝想要去玩。
雨，雨，快走吧，
全家想要去玩。

Rain go away

Rain rain go away,
Come again another day,
Daddy wants to play.
Rain rain go away,
Mommy wants to play.
Rain rain go away,
Brother wants to play.
Rain rain go away,
Sister wants to play.
Rain rain go away,
Baby wants to play.
Rain rain go away,
All the family wants to play.

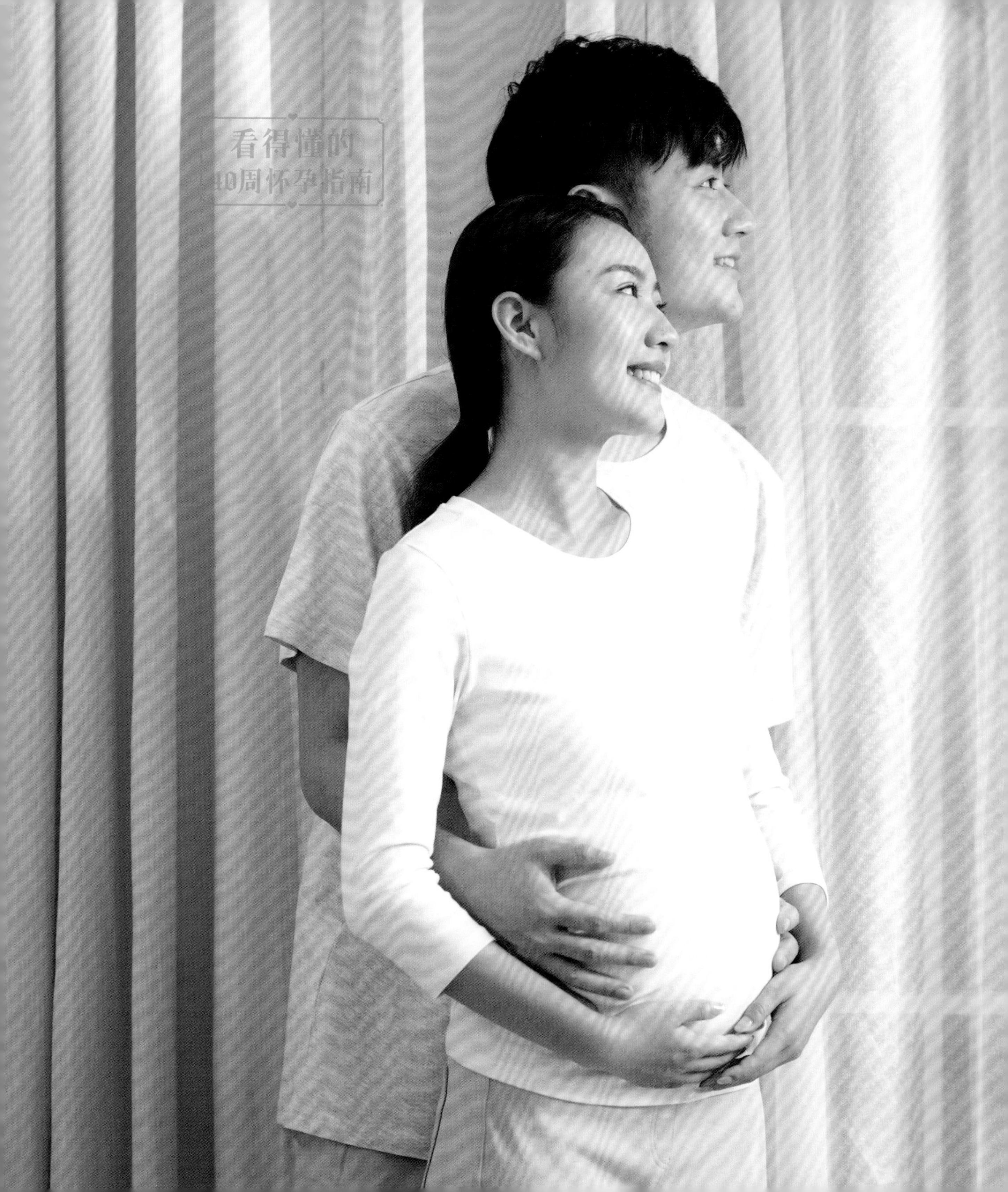
看得懂的
40周怀孕指南

孕中期

现在，准妈妈腹部开始变大，身体的重心前移，行动有所不便，原来的衣服也开始变得不合体了。不过，随着早孕反应的消失，相对舒适的孕中期会让准妈妈度过一段幸福愉悦的时光。

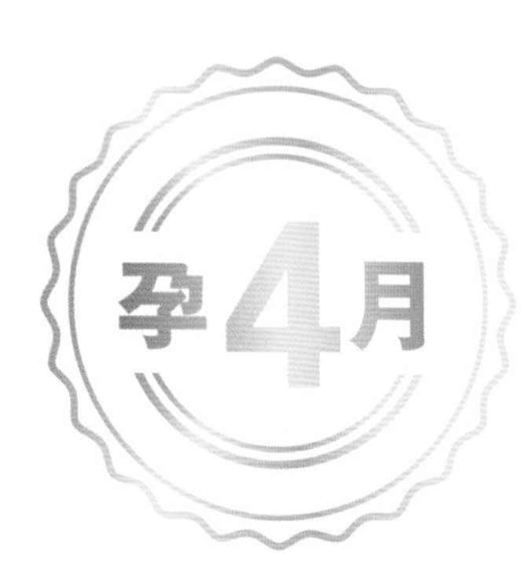

孕期检查不可少

在日历上记录孕检的日期，避免遗漏或遗忘。

准妈妈终于进入相对舒适的孕中期了，孕期反应结束，而且子宫日益增大，逐渐由盆腔进入腹腔，孕早期由于子宫压迫产生的尿频、便感等现象都消失了，准妈妈的胃口也好起来。准妈妈的腹部开始明显膨隆起来，孕相更加明显。到本月末，准妈妈可以在肚脐下方摸到硬硬的圆圆的子宫。从本月起，胎宝宝真正地稳定了，准爸妈的生活可以更轻松一些，甚至可以安排甜蜜的旅行。

胎宝宝的“个子”长得飞快，由 6~7 厘米迅速长到 10~11 厘米，心脏、肝脏等器官大多已经开始正式工作；脸看上去更有人形了，眼睛向头的前方移动，长出了眉毛，耳朵也慢慢往应该在的位置移动；骨骼越来越硬，并开始钙化；肌肉对来自外界的刺激有了反应，关节可以活动了；而在孕早期快速发育的神经系统，也可以指导全身动作的协调性了。

胎宝宝发育需要充足的营养，准妈妈的胃口也大好了，此时正是补充营养的好时候。准妈妈需要科学、合理地补充营养，以保证胎宝宝大脑、心脏、骨骼、肌肉等快速发育。从营养素来看，此时充足的蛋白质和维生素、锌、钙等是准妈妈补充重点，可以适当多吃些富含这些营养的食物，如瘦肉、鱼类、虾、坚果，以及大量的深色蔬菜、水果等。

• 给上班族准妈妈的叮咛 •

这个时候的准妈妈最好不要开车了，因为开车时需要高度专注，这种精力的消耗和长时间不变的坐姿，对准妈妈和胎宝宝都是不利的。如果有特殊原因，准妈妈必须要开车，那么也要注意安全，保证系好安全带，连续驾车时间不宜超过 1 小时。头发较长的准妈妈，建议开车时将头发扎起来，以保证视线不被遮挡。

做最棒的准爸爸

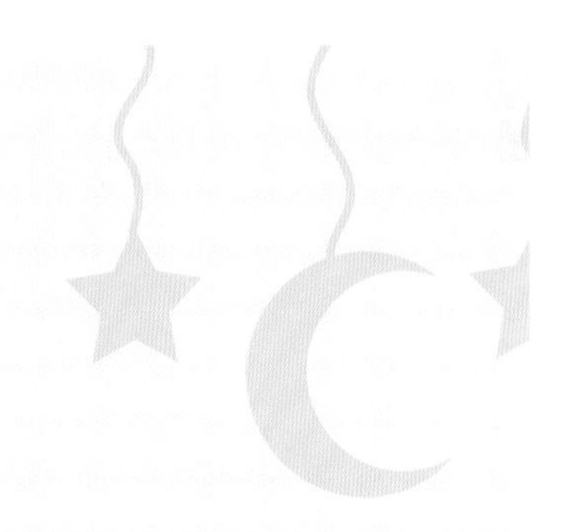

做家务的准爸爸是超人

孕早期，胎宝宝情况不稳定，准妈妈不能长时间劳动。孕中期后，长时间弯腰会使准妈妈腰部受力过多，易造成胎动频繁。这个时候，准爸爸就要承担大部分家务，使准妈妈有充足的休息时间，更有利于胎宝宝的发育。

关爱准妈妈的睡眠

怀孕之后，准妈妈可能经常会出现失眠的情况，这时准爸爸应该尽可能地给准妈妈创造舒服的睡眠环境。孕晚期准妈妈晚上上厕所的次数越来越多，准爸爸要在卧室通往卫生间的通道上给她留一盏夜灯，在睡前检查这条通路上的障碍物，让她安心度过每个夜晚。

给准妈妈自信

很多准妈妈怀孕后就会失去了自信，身材日渐发福，并慢慢失去打扮自己的兴趣。长期如此，准妈妈很容易胡思乱想。帮助准妈妈保持愉悦的心情，建立自信是很重要的。丈夫需要不断鼓励自己的妻子，让她感受到你的关心和赞美。

多拥抱准妈妈

任何的甜言蜜语都抵不过一个大大的拥抱。肢体语言作为人类最容易表达情感的方式，用在准爸爸和准妈妈之间似乎更有效。作为男人，你不能代替女人在怀孕期间承受不适，那么请给准妈妈一个拥抱。这个拥抱或许在妻子痛苦的时候，是最好的安慰。

孕期营养指导

本月重点补充的营养素

现在准妈妈必须加强补钙，因为胎宝宝要通过胎盘从准妈妈体内获得钙，用来发育骨骼、牙齿等。同时，也要补充维生素 D，来帮助钙的吸收。

钙

随着胎宝宝的成长，准妈妈对钙的需求量也不断增加。孕早期建议每天补充 800 毫克钙元素；到了孕中期，每天要补充 1000 毫克钙元素；到了孕晚期，每天需补充 1200 毫克的钙元素。

鲜奶、酸奶及各种乳制品里含有大量的钙，也有较高的吸收率，准妈妈可以多喝一些。如果仅从食物中摄取，满足不了钙质的需求，可以咨询医生，选择服用一些适合孕期服用的钙剂。

营养素来源：小鱼、虾皮、牛奶、奶制品、芝麻酱、鸡蛋、豆腐、海带等。

维生素 D

维生素 D 是一种脂溶性维生素，可以促进人体生长和骨骼钙化，促进牙齿健康。准妈妈缺乏维生素 D，可能会出现骨质软化、胎宝宝骨骼钙化不良、胎宝宝牙齿萌发较晚等情况。孕早期准妈妈摄入维生素 D 的量为每日 5 微克，孕中期和孕晚期每日 10 微克，最高不超过每日 20 微克。准妈妈最好每天进行 1~2 小时的户外活动，通过晒太阳来补充维生素 D。

营养素来源：鱼肝油、深海鱼、动物肝脏、鸡蛋黄、奶油等。

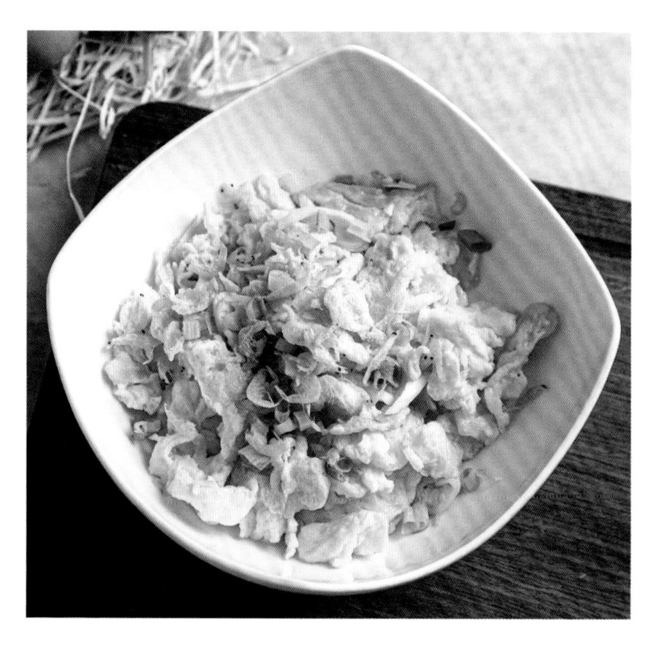

虾皮炒鸡蛋

原料： 鸡蛋 2 个，虾皮 30 克，葱花、盐各适量。

做法：

1. 将鸡蛋打成蛋液，热锅下油，炒至八成熟。
2. 加入虾皮，炒至虾皮微黄。
3. 出锅前加入葱花翻炒，再加少许盐调味即可。

孕中期每月一次产检

孕 4~6 月，准妈妈开始进入每月一次产检的规定流程。在孕 16 周时，准妈妈要进行第 2 次产检，包括基本的例行检查，如体重、血压、宫高、胎心等，并和前一次检查情况进行对比，以便动态查看准妈妈身体状态及胎宝宝发育情况。在此次产检中，会进行唐氏筛查。现代女性生育一般较晚，工作、生活压力比较大，唐氏筛查一定要做，不要错过。准爸爸要尽量抽出时间陪妻子去医院，做好陪护工作。

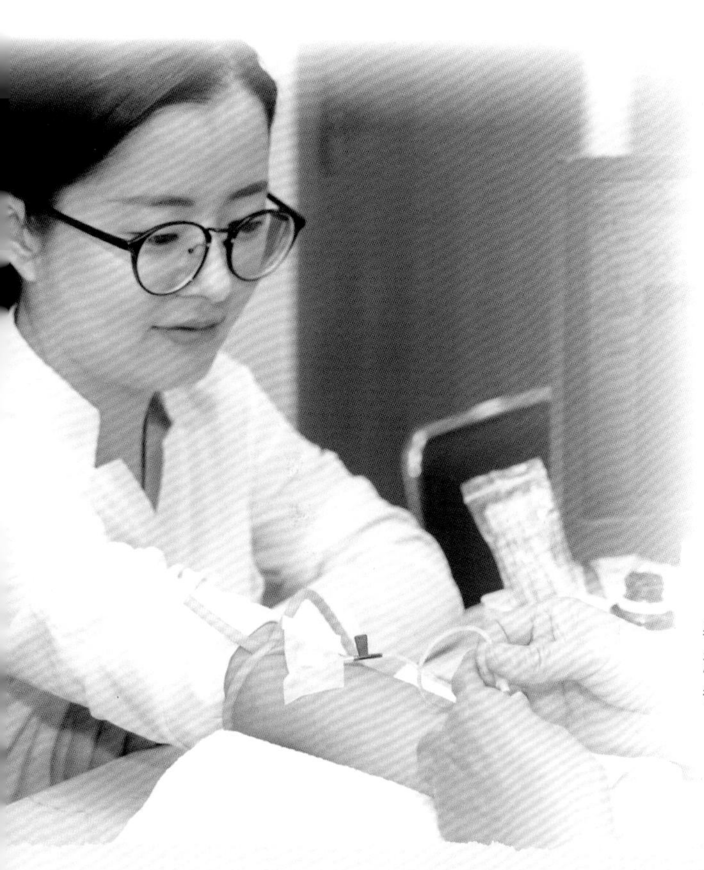

基础项目

孕 4 月，准妈妈的基础产检项目包括体重、血压等，这些项目是每次产检的必检项目。血压监测是保证准妈妈健康的一项重要指标，尤其是对有高血压家族史的准妈妈来说，更需要关注血压变化。准妈妈的体重控制也非常重要，这关系到孕期血压、血糖指数，以及妊娠纹的生长和产后恢复等。

宫高、腹围、胎心率

从孕 4 月开始，准妈妈每次产检要增加的必检项目是宫高、腹围和胎心率。这三个项目是判断子宫大小及动态观察胎宝宝生长发育状况的重要指标。

唐氏筛查

在孕 15~20 周要做的一项重要检查是唐氏筛查，是针对唐氏综合征的筛查。主要是通过检查准妈妈血清中甲型胎儿蛋白、绒毛促性腺激素和游离雌三醇的浓度，并结合准妈妈的年龄、体重、孕周等因素，来判断胎宝宝患唐氏综合征的风险系数。

孕检需要抽血时，注意要空腹，并准备些食物。

唐氏筛查是否有必要做

根据统计，唐氏儿的出生率占新生儿的 1/600~1/800，在胎儿时发病率是 1/225。所以，对于所有准妈妈来说，做唐氏筛查还是非常有必要的。

做唐氏筛查的最佳时间

唐氏筛查对孕周的要求较高，建议在孕 15~20 周做，最好是在孕 16~18 周做，检出率会相对高一些。孕周小，或者孕周超过 20 周，检查结果的准确率都会降低。由于有的准妈妈孕前生理期不规律，怀孕后推测的孕周可能有出入，进行唐氏筛查时实际孕周偏小或偏大了，可能导致检查结果不过关。所以，如果条件允许，最好在推测的孕周的 17~18 周去检查，这样即使实际孕周偏小，也不会偏出孕 15 周；实际孕周偏大，也不会偏出孕 20 周，正好落在唐氏筛查建议进行的时间段中。

“早唐”和“中唐”结合查准确率更高

“早唐”是指孕 11 周 ~13 周 +6 天的 NT 检查，“中唐”是指孕 15~20 周的抽血检查甲型胎儿蛋白、绒毛促性腺激素和游离雌三醇的浓度。一般早唐的检出率为 85% 左右，中唐的检出率为 65%~75%，假阳性率为 5%~8%。联合序贯筛查，即在同一家医院完成早唐 + 中唐的联合检查，检出率可达 90% 以上。所以，准妈妈最好两个检查都做，而且最好在同一家医院做。

唐氏筛查显示风险高怎么办

首先，不用过于担心和恐慌，如果没有做 NT 检查，只做了“中唐”，假阳性的情况也不少。可以结合准妈妈的年龄、孕前是否有发热等情况，以及孕期是否接触过有害物和有无流产史等其他因素判断。如果判断为中、高风险，则最好进行进一步的羊膜腔穿刺术做产前诊断。35 岁以上的准妈妈，一般产检唐氏筛查会直接建议进行羊膜腔穿刺。

需要注意的是，检查提示低风险也并不能完全排除胎宝宝染色体或者发育异常情况，准妈妈还需要继续坚持按时产检，听取医生建议。

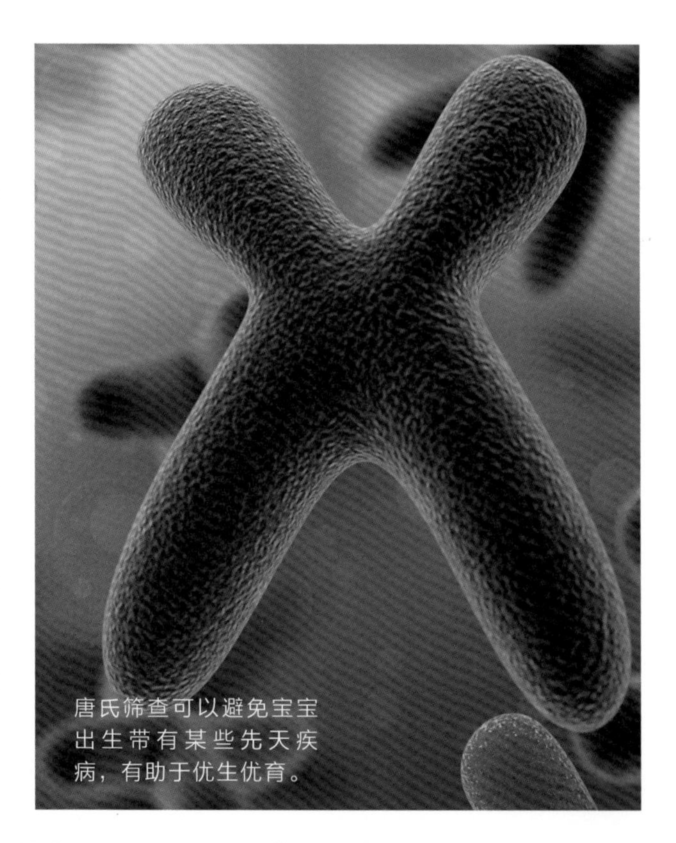

唐氏筛查可以避免宝宝出生带有某些先天疾病，有助于优生优育。

无创产前基因检测和羊膜腔穿刺

无创产前基因检测是通过抽取准妈妈外周血，提取胎宝宝游离 DNA 进行检测的方式，检查起来简单，准妈妈接受程度高。无创产前基因检测并不是检测所有基因，而是检测染色体疾病中 21- 三体（唐氏综合征）、18- 三体（爱德华氏综合征）、13- 三体（帕陶氏综合征）三种，检出率分别可达 99%、96.8% 和 92.1%。

羊膜腔穿刺是指抽取羊水，进而对胎宝宝细胞进行分析的检查方式，覆盖了胎宝宝 23 对染色体的数目以及结构检查，基本涵盖了所有染色体疾病，其中唐氏综合征（21- 三体）的检出率可达100%，被称为是产前诊断的“金手指”。但是该检查有创伤，因此有轻微风险。

如果准妈妈错过了“中唐”，则可以选择无创产前基因检测。如果准妈妈年龄超过 35 岁，或者“中唐”提示风险高，最好选择羊膜腔穿刺。另外，如果无创产前基因检测提示高风险，最好也做羊膜腔穿刺进行确认。

有关羊膜腔穿刺术的一些基本知识

羊膜腔穿刺术适应证	最佳时间	禁忌与需推迟进行的情况	术后注意事项
准妈妈年龄在 35 岁以上	最佳时间为孕 18~20 周，也可以推迟至 24 周。需要提醒的是，不能早过孕 16 周进行羊膜腔穿刺检查，以免对胎宝宝不利	2 周内出现过阴道出血、腹痛情况	注意胎动及胎心，术后 24 小时内听取 3~4 次
孕初期接触过有毒物质或者不良环境，如高甲醛、重金属等		有发热、感冒症状	术后 3 天内减少活动，暂不洗浴
孕期，尤其是孕早期，曾出现高热情况的准妈妈		孕周不到 16 周	2 周内禁止性生活
夫妻双方曾生育过染色体异常儿		有反复自然流产史，慎做	
B 超检查结果提示胎宝宝发育异常者，或者羊水过多或过少者		先兆流产，慎做	
“中唐”血清筛查高风险者			
无创产前基因检测高风险者			

第13周 孕期美丽计划

准妈妈的变化 准妈妈的腹部从肚脐到耻骨会出现一条垂直的黑色妊娠线，脸上可能会出现黄褐色的妊娠斑，这些是妊娠的特征，在分娩结束后就会逐渐变淡或消失。

胎宝宝的成长 胎宝宝现在的外表完全是个有模有样的小人儿了，只是有一些细节还有待发育，比如，肺部还没有完全发育成熟，生殖器官也在继续生长。虽然胎宝宝的耳朵没有完全发育好，但他已经可以“聆听”声音了。

面部护肤不可忽视

洗脸是护肤的重点

怀孕期间早晚洗脸各一次，使用平日常用的洗面奶或改用孕期专用洗面奶，仔细清洗，然后涂抹上保湿滋润的护肤品。在容易出汗的季节，要增加洗脸次数，擦脸时尽量采用按压毛巾的方式，不要揉擦。

面部按摩既可加快皮肤的血液流通，保证皮肤细滑，又可刺激皮肤功能。按摩前要先洗净面部，然后用毛巾擦干，在脸上均匀抹上按摩膏，再用中指和无名指从脸中部向外侧螺旋式按摩至面部微微发热为止。按摩完毕后，用一条拧干的热毛巾擦拭掉按摩膏，再抹上滋润保湿的护肤品。

不是夏天也要防晒

由于激素的作用，准妈妈脸上容易长斑，一般到产后可以自愈。但如果孕期长期接触紫外线也容易长斑，所以不要让强烈的阳光直射在脸上和身体其他毫无遮盖的皮肤上。外出时最好戴上帽子、打遮阳伞，穿上长衣长裤。

孕期护肤品需谨慎选择

孕期不建议化妆，但可以护肤，采用孕妇专用护肤品为宜。准妈妈最好在备孕的时候就能选好孕期要用的护肤品，保持良好的皮肤状态。需要换护肤品时，最好不要整套全换，可以逐步增加或更换其他护肤品，让皮肤有一个适应的过程。

悉心呵护乳房

由于体内孕激素水平增高，乳腺组织内的腺泡和腺管不断增生，乳房的皮下脂肪渐渐沉积，使得乳房变大。准妈妈要格外注意乳房的护理，以保证乳房的健美挺拔。

清洗乳头

经常用清水擦洗乳头，注意动作轻柔，不要太用力，擦洗干净后要涂抹上润肤油，以防皲裂。

规律按摩

从孕中期开始，进行乳房按摩，保证乳房的血液循环，为分娩后泌乳通畅打下基础。准妈妈可以在每天睡觉前进行 2~3 分钟的按摩，动作要有节奏，上下左右都要照顾到。按摩的力度以不感觉疼痛为宜，一旦感到不适要立即停止。

穿孕期内衣

随着乳房不断增大，准妈妈应穿着孕期专用内衣，可以更好地承托乳房，而且材质柔软，可以呵护娇嫩的乳头。

养出亮丽秀发

生理性脱发给准妈妈造成的困扰是一时的，准妈妈不要放弃对秀发的护理，这样才能早日恢复健康亮泽的秀发。

用适宜的水温清洁完头发后，可以涂抹护发素，让头发更顺滑光泽。另外，平时注意梳理秀发，用梳齿圆润的发梳轻轻按摩头皮，加速头皮血液循环。

在特别炎热的夏季出门，建议准妈妈戴一顶帽子，不仅是为面部遮阳也避免头发遭受紫外线的照射，减轻因强烈阳光照射导致的头发干枯、毛糙问题。

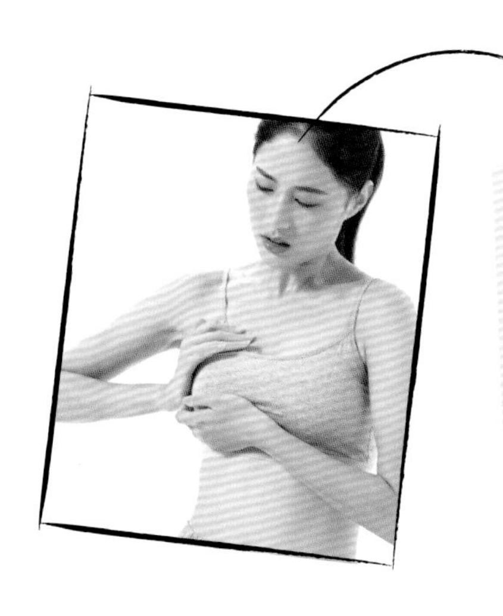

乳房护理需坚持

健康的乳房是保证母乳喂养的基础，怀孕后准妈妈的乳房受到激素的刺激，会发生一系列变化，这种变化会贯穿整个孕期，所以乳房护理也要在整个孕期都坚持。乳房不仅是宝宝的“粮袋”，也关系到准妈妈的健康和美丽，需要悉心呵护。

孕期有趣的事

准妈妈的变化 本周，准妈妈孕早期的疲劳、恶心以及尿频症状都已经减少，子宫增大，腹部也隆起。尽管现在离分娩的时间还很远，但乳头已经可以挤出一些乳汁了。同时阴道分泌物增多，分泌物中含有乳酸杆菌、阴道脱落的上皮细胞和白细胞等，是正常现象。

胎宝宝的成长 胎宝宝已经能够动手动脚了，手脚的关节已经可以伸展、弯曲；神经系统开始发挥作用了。

给胎宝宝取个昵称

随着胎宝宝的逐渐发育，他对外界的感知也愈发强烈。这时候就要给胎宝宝起个小名或昵称，每天与他打招呼，慢慢地他也会回应这个名字。

准爸爸和准妈妈最好一起商量胎宝宝的小名，这样和谐的家庭氛围有利于准妈妈放松心情，舒缓前期因早孕反应带来的焦虑。

胎宝宝有了小名，准爸爸准妈妈每天就可以呼唤着胎宝宝的小名与他谈天说地、互动交流，这也是进行胎教的很好方式。最重要的是，可以让准爸爸准妈妈更真切地感受胎宝宝的存在，也更加期盼他的到来。

实验表明，在孕期经常被准妈妈呼唤小名的宝宝，出生后如果出现哭闹，当听到妈妈呼唤自己的小名时会觉得似曾相识，并表现出明显的兴趣，从而有效缓解哭闹的情绪。

> 常见的起名方法有：用对父母有特殊意义的字、叠音字、动植物名字、拟声词或者简单的英文名。最好朗朗上口，便于发音，这样也有利于胎宝宝记住发音，开启交流的第一步。

有意思的胎梦

怀孕期间梦里的情景通常反应的是准妈妈关心的事或担心的事，同普通的梦一样，不带有任何预示性。如果准妈妈经常多梦，甚至做噩梦，导致白天精神状态不佳，并且因梦到的事情而产生心理负担，这对准妈妈和胎宝宝都不好。这时候准妈妈要做的是放松心情，消除不必要的心理负担。如果还有思想上的疑问，可以向医生咨询，使身心处于健康状态，才能愉快地度过孕期。

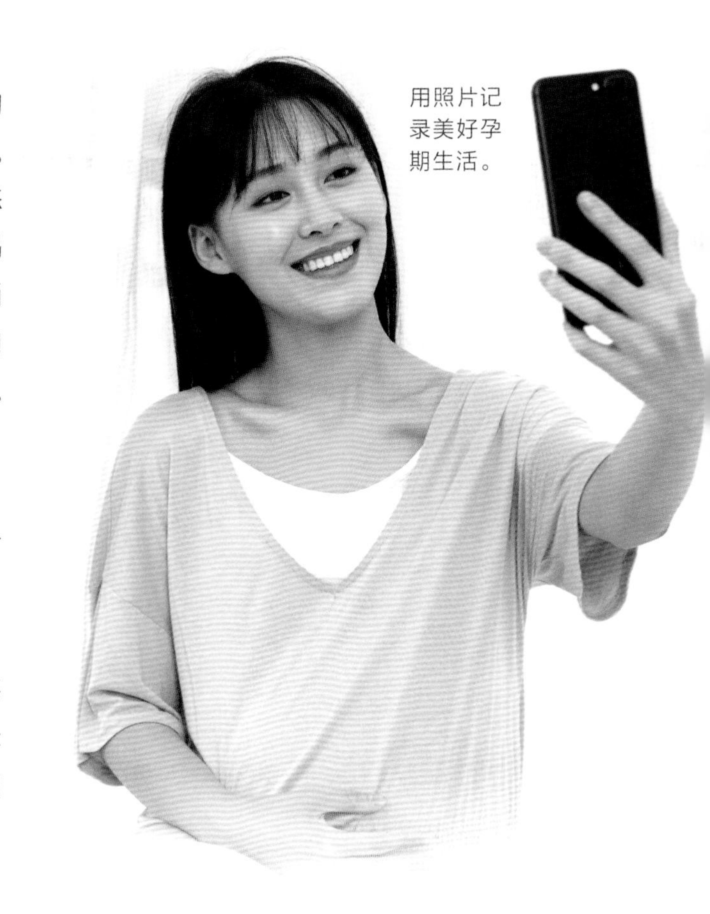

用照片记录美好孕期生活。

拍照记录身体变化

准妈妈可以让准爸爸帮忙拍照，记录自己每周的身体变化。以后翻开照片看，肯定会觉得很有意思。

从怀孕初期到晚期变化的大肚子，其实不只是肚子，还有饮食、心情、爱好、习惯等都会有不同的变化，从每天给妻子削一个苹果到承包全部家务的丈夫，这些都是幸福的小事情，但是却非常值得用拍照的方式记录下来，烦恼的时候看一看，你会得到幸福的启迪，萌生更多希望。

给宝宝的礼物

坚持写孕期日记，记录下孕期最真实的想法，以及对宝宝的爱和期待，等宝宝长大后过生日或者离家读书时，再把日记作为礼物送给他，这一定是一件令人感动的事。

洗澡不再是随意的事

准妈妈的变化 此时，准妈妈的子宫长大并超出骨盆，肚脐下会有明显的凸痕，准妈妈可以在肚脐下方 7.6~10 厘米的位置摸到自己的子宫。随着孕周的增加，准妈妈的心肺功能负荷增加，心率增速，呼吸加快加深，这些变化有可能会加重原有的焦虑情绪。

胎宝宝的成长 具有协助胎宝宝调节体温作用的胎毛，已经布满胎宝宝的全身。他的听觉在持续发育，能够听到准妈妈的心跳声了。

勤洗澡，但要注意方式

怀孕期间，由于汗腺和皮脂腺分泌旺盛，准妈妈要经常洗头、洗澡，勤洗外阴、勤换内衣，保持身体表面的清洁，促进周身血液循环和皮肤的新陈代谢。

浴室内通风不良，温度高，导致空气中含氧量低。准妈妈洗澡过程中，血液流入躯干、四肢较多，进入大脑和胎盘的血液减少，而脑细胞对缺氧的耐受力较低，因此有些准妈妈洗澡时间长会感到头晕。一般，建议准妈妈淋浴 15 分钟即可。

最佳洗澡方式——淋浴

孕期体内激素分泌发生变化，阴道分泌物的酸碱性改变，阴道对外来细菌的抵抗力降低。坐浴时，阴道口接触水，会将细菌带入体内，引发妇科炎症，既会给准妈妈带来不适，也不利于胎宝宝成长发育。因此，准妈妈最好选择淋浴。

水温不宜超过 39℃

水温过高，会对胎宝宝的中枢神经系统造成危害，也会加重准妈妈缺氧的状况；水温过低，又可能导致准妈妈感冒。通常，水温保持在 38~39℃为宜，最好不要超过 39℃。

洗完后迅速擦干身体

身体和头发如果没有及时擦干很容易感冒，这会给准妈妈带来诸多不适，所以洗完后要迅速擦干身体和头发，换上干爽的衣服，还要避免直接吹风。

缓解静脉曲张

静脉曲张多发生于小腿，是由于逐渐变大的子宫压迫下腔的血管和骨盆的静脉上，使小腿的血液潴留造成的。

在生活中运用一些小方法，能有效地减轻症状，比如：避免久坐或站立；坐着时不要跷腿，适当活动足部和脚腕；坐着时在脚下垫个小凳子；左侧卧睡，穿宽松的衣服；穿护腿的长袜，但不能高过膝盖。即便已经出现静脉曲张的症状，也不要用力揉搓可见的血管，否则可能损坏静脉或引起血栓。如果症状比较严重，已经影响日常生活，不要擅自用药，要及时就医。

小心腰背疼痛

准妈妈逐渐增大的子宫会给周围器官和肌肉带来压力，加上准妈妈工作需要久坐等情况，容易引发腰背酸痛。

腰背疼痛的根源在于逐步增大的子宫。随着胎宝宝的成长，腰背疼痛的症状会逐步延伸到下肢，引起一侧或两侧腿痛。防止出现这类疼痛最好的方法是保证充分休息，尽量避免长久站立，或在保证安全的情况下做适当的腰部和背部活动。

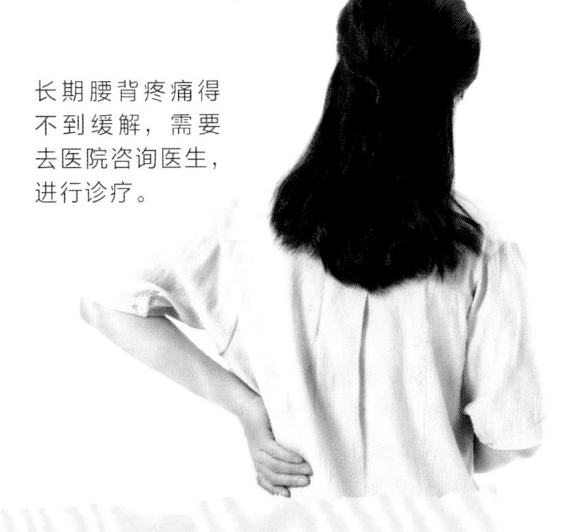

长期腰背疼痛得不到缓解，需要去医院咨询医生，进行诊疗。

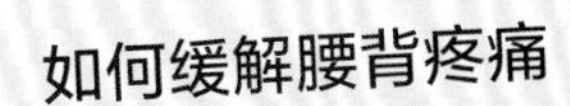

如何缓解腰背疼痛

走路时，准妈妈应该穿柔软、轻便的低跟鞋或平底鞋，以缓解脊椎的压力，减轻腰背痛的症状。若准妈妈腰痛厉害，可多摄入钙质丰富的食物。每天临睡前让准爸爸或其他家人按摩腰背，也可缓解疼痛。

第16周 适当增加营养摄入量

准妈妈的变化 血量和羊水的增加、胎盘和胎宝宝的支撑系统发育，以及变大的胸部，使准妈妈的体重大大增加。这个阶段胎宝宝的发育非常迅速，准妈妈应该注意避免缺铁性贫血的发生。

胎宝宝的成长 胎宝宝身长 12 厘米左右，体重约 150 克；皮肤渐渐变厚，不再透明；生殖器官到本周会显露出来，在 B 超上可以观察到胎宝宝的性别；四肢在继续成长，骨骼正在慢慢硬化。

补钙让宝宝长得更高

本月胎宝宝处于身高生长关键期，准妈妈要适当补钙。准妈妈可以通过饮食和钙补剂相结合的方式来补充钙质。

植物草酸容易和钙结合，生成不被吸收的钙化物，应避免钙片与菠菜等含草酸的蔬菜同食。准妈妈还需减少盐的摄入，因为盐中的钠离子具有亲钙性，会携带钙质通过尿液流失。

胎宝宝缺钙，出生后易得肋骨串珠、鸡胸或漏斗胸等佝偻病，还易患颅骨软化、方颅、前囟门闭合异常等疾病。特别是有可能患新生儿先天性喉软骨软化症，当新生宝宝吸气时，先天性的软骨卷曲并与喉头接触，很易阻塞喉的入口处，并产生鼾声，这对新生儿健康是十分不利的。如果母体缺钙严重，可造成肌肉痉挛，引起小腿抽筋、手足抽搐或手足麻木，还会导致准妈妈骨质疏松。

补钙要讲究适度、适量、适时原则，孕中期每天需补充 1000~1200 毫克，孕晚期可每天补充 1200~1500 毫克。准妈妈每天喝 500 毫升牛奶，可补钙约 600 毫克；还要多吃含钙丰富的食物，如鱼、虾、豆制品等。不爱喝牛奶的准妈妈，可以在医生指导下每天补充容易吸收的钙剂。

坚持补铁是关键

准妈妈在这个时期对铁的需求量增加了近 4 倍，胎宝宝会毫不客气地摄取准妈妈体内的铁。如果准妈妈孕前就有贫血现象，则极易出现缺铁性贫血，其后果是血细胞携氧能力降低，从而引发胎宝宝的宫内缺氧，造成早产，甚至是流产。

动物肝脏、鸡血、鸭血、肉类和鱼类中含有丰富的铁，且能与人体内的血红蛋白直接结合，利用率高，是铁的最佳来源，准妈妈要多吃这些富铁食物。相比大米，面食含铁量更丰富，而且肠道吸收得也更好。多食用蔬果，不但可以补铁，其所含的维生素 C 还能促进铁在肠道的吸收。

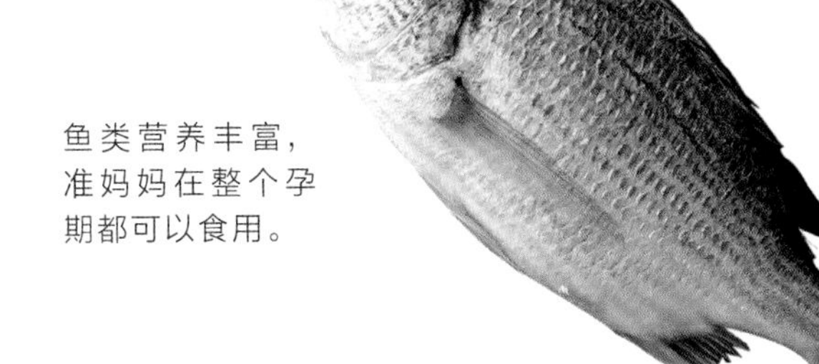

鱼类营养丰富，准妈妈在整个孕期都可以食用。

蛋白质和维生素不可少

蛋白质是准妈妈免疫系统防御功能的物质基础，能有效增强准妈妈的自身免疫力，可抵抗重症流感等疾病，并通过胎盘传递给胎宝宝，提高胎宝宝的先天免疫力。蛋白质对胎宝宝大脑的发育尤其重要，蛋白质当中的氨基酸对于胎宝宝的生长有着特殊的作用，如某种氨基酸的缺失或过多，都会对胎宝宝的生长造成不利的影响。

准妈妈对维生素的需求量较大，这是因为准妈妈要承担自己和胎宝宝两个人需要的供给量。此外，维生素还发挥着其他的作用，如维生素 A 缺乏或过多皆可导致胎宝宝出生缺陷；维生素 D 缺乏会使胎宝宝骨骼发育异常，出现新生儿先天性佝偻病等。所以，孕期需要充分补充维生素，但不宜过量。

钙和铁不宜同用

由于钙会影响铁的吸收，准妈妈在补铁时需要注意，在吃富含铁的食物或服用补铁剂的时候，不要服用钙补充剂；补铁剂不要用牛奶送服，因牛奶中富含钙，会影响人体对铁的吸收。

一起来胎教

读诗歌：孩子天使

泰戈尔是一位对自然美和生活美都极敏感的诗人，他以细腻敏锐的笔触，将孩子的纯真与美好描写得如此到位。

他们喧哗争斗，他们怀疑失望，他们辩论而没有结果。

我的孩子，让你的生命到他们当中去，如一线镇定而纯洁之光，使他们愉悦而沉默。

他们的贪心和妒忌是残忍的；他们的话，好像暗藏的刀刃渴欲饮血。

我的孩子，去，去站在他们愤懑的心中，把你的和善的眼光落在他们上面，好像那傍晚的宽宏大量的和平，覆盖着日间的骚扰一样。

我的孩子，让他们望着你的脸，因此能够知道一切事物的意义；让他们爱你，因此使他们也能相爱。

来，坐在无垠的胸膛上，我的孩子。在朝阳出来时，开放而且抬起你的心，像一朵盛开的花；在夕阳落下时，低下你的头，默默地做完这一天的礼拜。

——泰戈尔（印度）

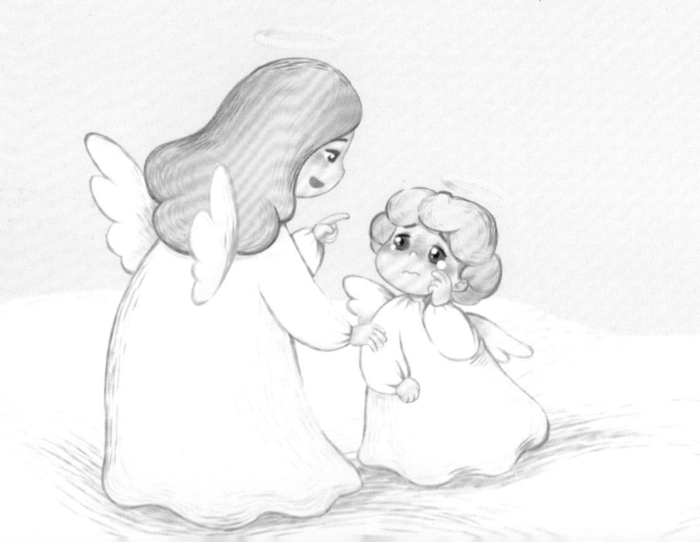

讲故事：小荷花找朋友

朋友就像是夜空里面不断闪烁的星星，照亮彼此。朋友之间的信任，也会成为你向上的动力。希望宝宝长大后，也会有很多真心真意的朋友。

一朵荷花孤零零地站在池塘里，她感到孤单，因为没有朋友和她玩。

一条小鱼游过来，小荷花说："小鱼弟弟，咱们一起玩吧。"小鱼说："不行，我还要去参加游泳比赛呢。"说完，小鱼就游走了。

一只青蛙跳到荷叶上，小荷花说："青蛙哥哥，青蛙哥哥，咱们做朋友吧。"

小青蛙说："不行，不行，我还要练唱歌呢！"

天渐渐黑了，小荷花很伤心。月亮看见了，问小荷花："荷花妹妹，你为什么不高兴呢？"小荷花说："因为没有朋友和我玩。"

月亮说："那我和你做朋友吧。"

小荷花看了看月亮说："可你在天上，我在地上，你怎么和我玩呢？"

月亮说："不要紧，我可以陪你说话呀！可以唱歌、讲故事给你听呀！"

于是，月亮天天晚上陪小荷花说话，她们俩成了好朋友。小荷花再也不会感到孤单了。

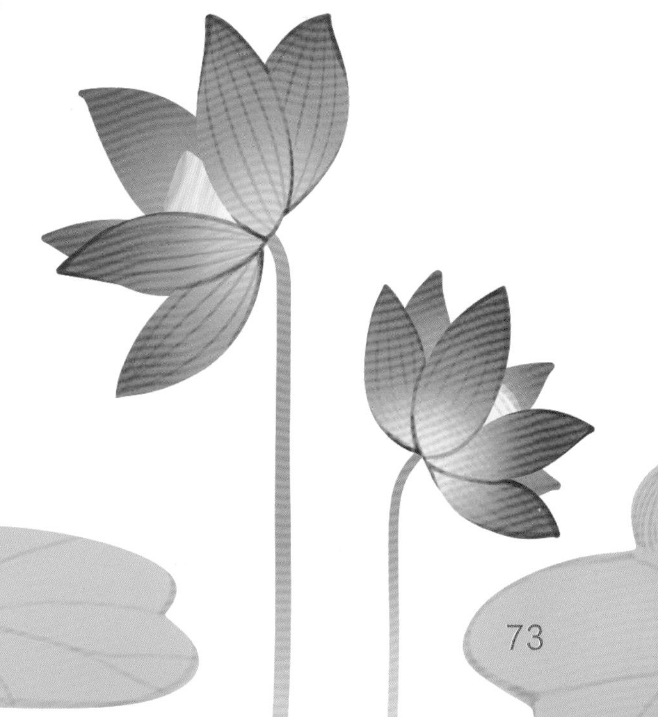

心理和身体都需呵护

准妈妈的情绪会影响胎宝宝的发育，需要积极自我调节。

准妈妈的肚子看起来更加圆润、更鼓了，体重也在以平均每周 0.4 千克的速度增长，所以到本月末，准妈妈会有些许“大腹便便”的感觉。

准妈妈的子宫在持续变大，如果摸一下的话，会在肚脐部位摸到硬硬的东西，那应该是子宫的顶部；乳房变得更加丰满，会有胸部胀满感，乳晕的颜色也在继续变深；阴道分泌物还会持续增多，准妈妈要注意个人卫生，勤换内裤。

本月，胎宝宝的体表形成了一种称为胎儿皮脂的保护性表层；在这个时期做四维彩超，可以看见胎宝宝呈一只梨子状；胎宝宝皮肤红润透明，可以见到皮下血管；根据外生殖器开始能分辨男女（借助超声波）；呼吸肌开始运动；1 个月后皮肤逐渐变得暗红、不透明，并开始长胎毛、胎发、眉毛、指甲。

这一时期的胎宝宝皮下脂肪很薄，显得皮肤不厚；头部较大，头围约 17.6 厘米，大小如同一只鸡蛋，约占身长的 1/3；骨骼和肌肉发育较以前结实，四肢活动增强，因此准妈妈可以感到胎动。四维彩超高清的成像技术还能将胎儿吸吮手指、打哈欠等可爱的动作记录下来。

• 给上班族准妈妈的叮咛 •

怀孕的时候千万不要浓妆艳抹。现在大多数化妆品里面都含有很多化学成分，如果被准妈妈的皮肤吸收，会对胎宝宝产生不良影响。所以，怀孕期间如果一定要化妆的话，也要使用以天然成分为主的护肤品。烫发、染发、涂指甲都不能做，因为这个时候是胎宝宝主要器官的发育期，如果过多接触含有害化学成分的烫染发剂、指甲油等，极易造成胎宝宝畸形。

做最棒的准爸爸

帮准妈妈洗脚、剪脚趾甲

准妈妈的肚子日渐隆起，这就会使一些需要弯腰去做的事变得难以实施了，比如洗脚和剪脚趾甲。每天准备好一盆热水，帮妻子舒舒服服泡个脚，再帮她擦干，为她定期修剪脚趾甲，既解决了妻子面临的难题，又能让她倍感欣慰，何乐而不为呢？

帮准妈妈翻身

对于肚子越来越大的准妈妈来说，睡觉可不是件舒服的事。这时，身边再有个只顾自己呼呼大睡、对妻子的困难一无所知的准爸爸，那份心情可想而知。所以，这一时期的准爸爸就要牺牲一点自己的睡眠了，警醒一些，多留意身边的妻子，适时帮她翻个身。

帮准妈妈穿衣、系鞋带

有些孕妇装，特别是孕妇裙在背后有个拉链。行动越来越“笨”的准妈妈想要自己拉好拉链还是挺吃力的，系鞋带也同样有难度。准爸爸这时如能主动上前帮妻子的忙，一定会让她心情大好。关键是要主动，别总是等着妻子要求你做这做那。

搀扶准妈妈

肚子隆起后，准妈妈会渐渐看不到自己的脚，身体重心也发生了变化，在下楼梯的时候极有可能踩空；随着子宫的增大，有可能压迫到坐骨神经，坐下和起来对于准妈妈来说有时会变得非常困难。准爸爸有力的臂膀是妻子此时最大的依靠，随时随地搀她一把，让她因为有你而感觉到安全、舒适。

孕期营养指导

本月重点补充的营养素

为了让胎宝宝能健康发育，不仅要保持各营养素之间的比例恰当，同时还要补充各种健脑营养素，以满足孕中期胎宝宝大脑发育的需要，让胎宝宝更聪明。

维生素 C

有些准妈妈在刷牙时会发现牙龈肿胀、出血，适量补充维生素 C 能缓解这一现象并能提高机体抵抗力，预防牙齿疾病。维生素 C 主要来源于新鲜的蔬菜和水果，要多多食用。如需煮熟后食用，要注意烹煮时间不宜过长，以免维生素 C 大量流失。

营养素来源：青椒、菜花、白菜、番茄，以及苹果、草莓、柠檬、柑橘等。

牛磺酸

牛磺酸是人体必不可少的一种特殊氨基酸，大量存在于我们的大脑和视网膜中，它能够起到保护大脑和预防眼科疾病的作用。准妈妈在孕期补充牛磺酸，可以让胎宝宝的大脑和视力都得到良好的发育，同时也能够消除自身的一些疲劳感，增强免疫力。

牛磺酸也能增加脂质和胆固醇的溶解性，促使体内多余的脂肪排出体外，从而有利于预防孕期肥胖。建议准妈妈每日摄入牛磺酸的量为 20 毫克。

营养素来源：牛肉、动物肝脏、牡蛎、青花鱼、蛤蜊、沙丁鱼、墨鱼、虾、奶酪等。

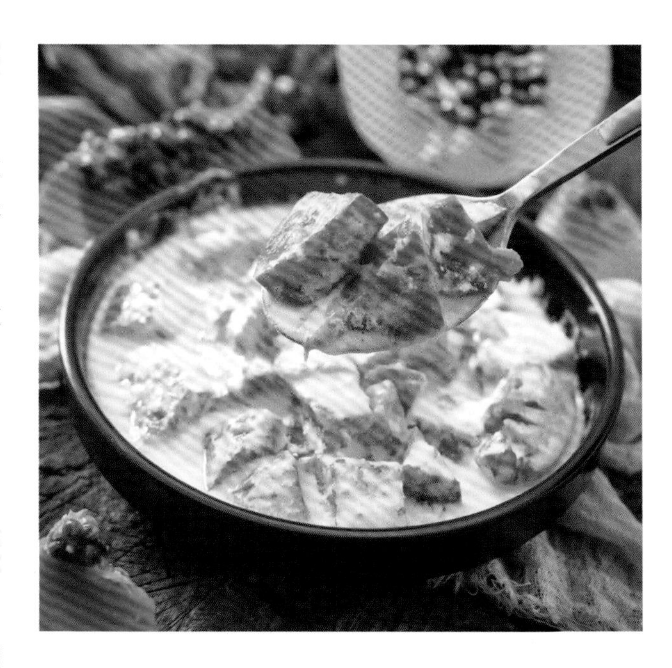

木瓜香蕉牛奶汁

原料：木瓜 100 克，香蕉 1 根，牛奶 200 毫升。

做法：

1. 木瓜洗净去子、皮，切块；香蕉去皮，切块。
2. 把切好的木瓜块和香蕉块放入榨汁机中搅打成汁，加入牛奶拌匀即可。

了解孕期体重指数

体重指数 BMI 的计算方法

准妈妈首先要知道自己的孕前体重，并据此计算出 BMI 值。体重指数 BMI= 体重（千克）÷ 身高（米）^{2}。比如，准妈妈的身高是 1.6 米，体重是 50 千克，那么她的体重指数是：$50 \div 1.6^2 \approx 20$。体重指数在 18.5~23.9 为正常，因此这位准妈妈的体重正常。

孕初期体重增长（0~12 周）

在此期间，准妈妈的体重增加可控制在 1~2 千克，不用刻意增加热量。

孕中期体重增长（13~28 周）

到了孕中期，准妈妈的体重增加在 5 千克以内均属于正常范围。本阶段胎宝宝发育迅速，准妈妈需要补充大量的营养和热量，但补充热量并非越多越好，控制在每天 300 千卡[①]以内为宜。

孕晚期体重增长（29~40 周）

胎宝宝在此时发育较成熟，这个阶段准妈妈的体重增加应控制在 5~6 千克，补充热量控制在每天 200 千卡内。

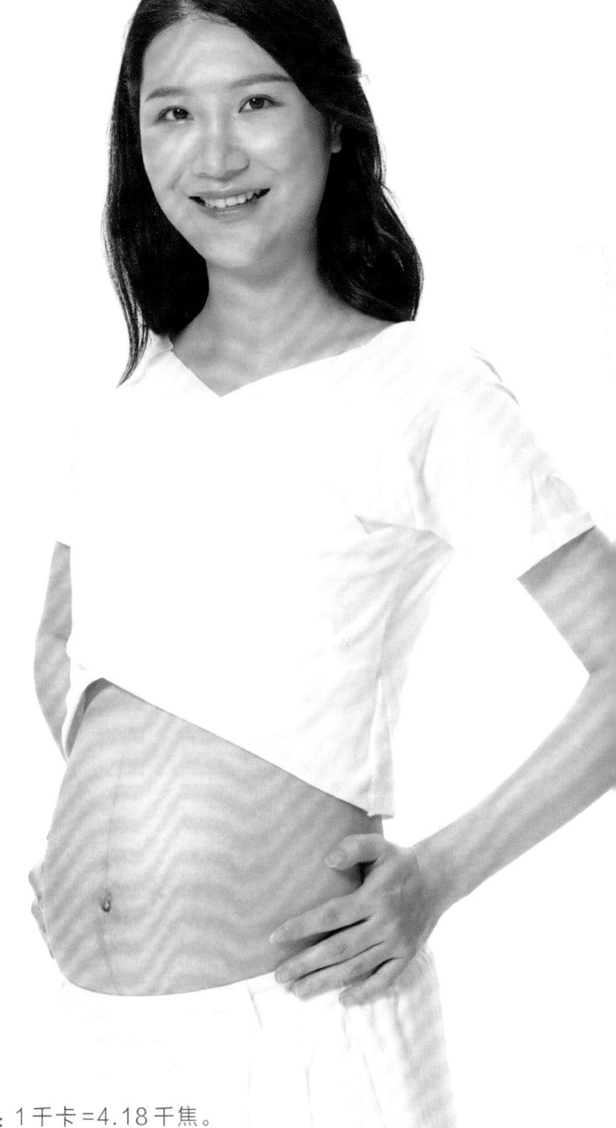

体重测量一周进行一次，并记录好数据。

注：① 千卡为非法定计量单位，热量的法定计量单位为焦耳。其换算关系为：1 千卡 =4.18 千焦。

体重管理的重要性和方法

准妈妈可以每周测量体重，观察体重变化，及时调整饮食结构，避免孕期体重过重或过轻，从而对母子的健康及产后恢复产生负面影响。

体重偏轻，不利于胎宝宝发育

如果准妈妈体重较轻，很难给胎宝宝提供充足的营养，可能会造成胎宝宝发育不良等情况，偏瘦的准妈妈应尽快调整饮食来改善这一问题。

三餐均衡饮食，多补充蛋白质

对于体重偏轻的准妈妈，一日三餐要均衡饮食、合理搭配易消化的食物，补充足够的蛋白质。这是因为在孕中期，胎宝宝需要大量的蛋白质保证正常的生长发育。准妈妈可以多吃鱼类、牛肉、豆腐等富含蛋白质的食物，保证胎宝宝的正常营养需求。

纠正挑食、偏食的坏习惯

除了蛋白质，准妈妈还需要补充多种维生素、矿物质和叶酸，同时适当增加碳水化合物的摄入量，脂肪类食品应按需摄取，不宜过多。要多吃新鲜蔬菜和水果，纠正厌食、挑食、偏食的习惯，减少零食的摄入量。

体重超标，对母子健康不利

体重过重会给准妈妈和胎宝宝健康带来隐患，还会增加患妊娠糖尿病的风险。准妈妈要及时调整饮食结构，合理规划孕期体重。

摄入适量的碳水化合物

孕期摄入适量的碳水化合物能为准妈妈提供能量，但是碳水化合物摄入过多，会在准妈妈体内形成脂肪，不利于母子健康，还会给孕晚期的体重管理带来难度。分娩时如果体重过重，还会增加分娩的风险。

适量运动，合理减重

科学合理的运动是整个孕期所要坚持的原则，轻度、舒缓的运动对母子有益无害，游泳、散步、孕期瑜伽都可以适当进行。

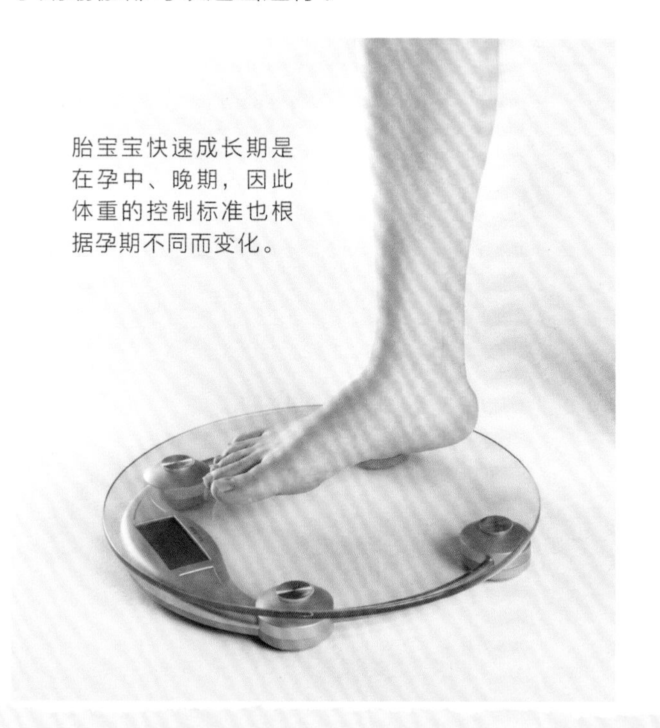

胎宝宝快速成长期是在孕中、晚期，因此体重的控制标准也根据孕期不同而变化。

科学运动十原则

孕期适当运动，有利于准妈妈和胎宝宝的健康，但做运动要量力而行，安全第一。

▪ 建议准妈妈每周至少运动 2~3 次，身体允许的情况下，可以每天都进行适量的运动。但运动量不宜过大，心率保持在每分钟 140 次以下，有氧运动不超过 20 分钟。

▪ 在运动前先补充水分。水分能带走热量，保证体温不会迅速升高。

▪ 先热身再开始运动，使得全身关节和肌肉充分活动开。

▪ 着装和鞋子要符合运动项目要求。衣裤要选择宽松、柔软、弹性好、吸水性好的。运动鞋直接关系到足部及下肢关节的健康，因此一定要根据运动项目来选择，要求轻便舒适、大小合适、软硬适中。

▪运动一会儿就要停下来休息，不可一味逞强。

▪ 有针对性地加强对腿部力量和腹部力量的锻炼，以使得双腿适应孕期体重的增长和减轻胎宝宝对后背、腰部的压力，可以在家做孕期体操。

▪ 避免骑自行车、长跑、跳跃性运动。

▪ 在闷热天、酷暑天要严格控制运动量。

▪ 天气转凉时出门运动要做好保暖，避免着凉感冒。

▪ 若运动过程中出现头晕、恶心、局部疼痛等症状，要立即停止，原地休息，情况不见好转要马上就医。

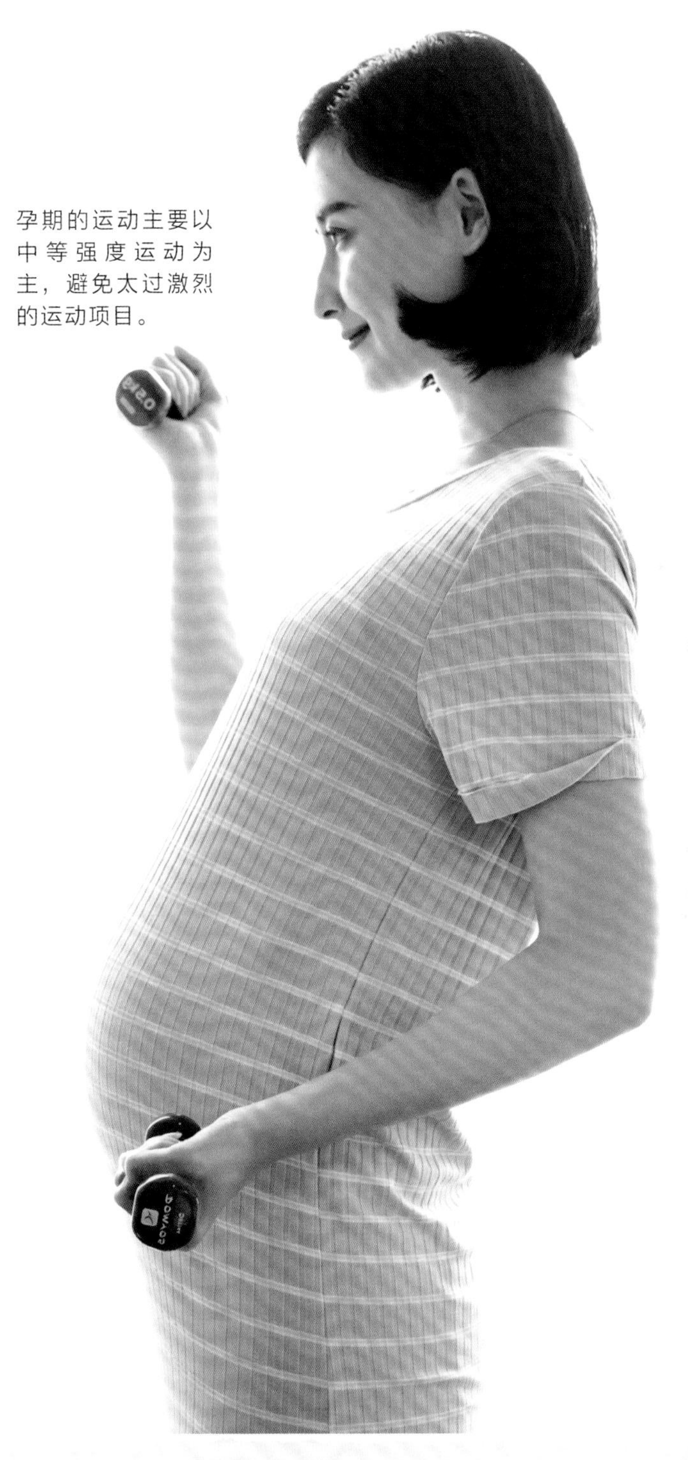

孕期的运动主要以中等强度运动为主，避免太过激烈的运动项目。

第17周 和胎宝宝的互动

准妈妈的变化 准妈妈的乳房变得更加敏感、柔软，甚至有些疼痛；有时会感到腹部一侧有轻微的触痛，那是因为子宫在迅速地增大，子宫两边的韧带和骨盆也在生长变化，以适应胎宝宝的成长。

胎宝宝的成长 胎宝宝的身长已达到 13 厘米左右，借助听诊器可以听到他心脏强有力的跳动声。这个时期的胎宝宝非常灵活顽皮，胎动很活跃，他常常把脐带当玩具玩儿。

和胎宝宝做游戏

胎动是反映胎宝宝发育程度和健康状况的“晴雨表”，建议准妈妈在本月开始留心胎动规律，感受胎宝宝发育状况。在胎动明显的时刻，可以及时与胎宝宝互动，呼唤胎宝宝的小名或昵称，让他感受到妈妈的爱。

二胎妈妈会比头胎妈妈更早地感觉到胎动，通常在孕 16 周的时候，敏感的二胎准妈妈就会发现胎宝宝在腹中动来动去了。胎动一般在怀孕第 5 个月时开始出现，不过由于胎宝宝刚发育不久，动作较轻，很多准妈妈感知不到。等到了怀孕 18~20 周，头胎准妈妈开始明显感觉到胎动。

抚摸游戏

当感觉到胎动的时候，准妈妈可以用双手从上到下，从左到右，反复轻柔地抚摸腹部。胎宝宝能感应到，会在子宫里随着准妈妈的手轻轻蠕动。

节奏游戏

准妈妈还可以在给胎宝宝播放胎教音乐、故事的时候，用手轻轻地在腹部跟着节奏打拍子，重复多次后，如果胎宝宝有反应，再以 2~3 拍的节奏继续轻轻拍打腹部，这时胎宝宝慢慢就会跟着准妈妈的节奏做出回应。

和胎宝宝对话

准爸爸准妈妈可以根据日常生活，随意确定与胎宝宝的对话内容。对话的内容不限，可以问候，可以聊天，以简单、轻松、明快为原则。

例如，早晨起床前轻抚腹部，说声“早上好，宝宝”。入睡前，准爸爸可以轻轻地抚摸准妈妈的腹部，同时与胎宝宝对话：“小宝宝，爸爸来啦，起来活动活动吧。对啦，小手伸出来，小脚丫在哪儿呢？让爸爸摸一摸。啊，会蹬腿了，再来一个……”

对话最好每次都以相同的词句开头和结尾，这样循环往复，不断强化，以加深胎宝宝对这些话的印象，增强他的记忆力和理解力。

和家人一起去散步

准妈妈可以去环境安静的室外散步，带胎宝宝感受这个世界。

准妈妈需要提前补充能量，吃点小零食，喝一点水，保证体力充沛。散步时间以 30 分钟到 1 小时为宜，中间感觉到疲惫可以停下来休息一会，切忌过度。

在三餐后走一走既可促进胃肠蠕动，又能帮助营养消化吸收。准妈妈散步时一定要有准爸爸或其他家人陪同，一旦发生状况可及时处理。

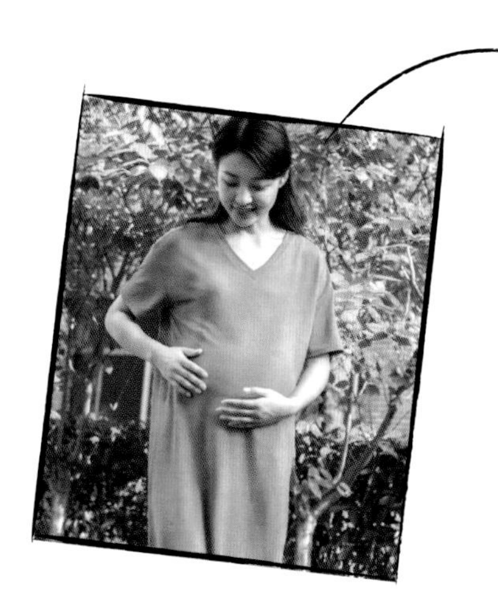

养胎动静皆宜

科学的怀孕不是一直在家中静养，而是在保证充分休息的前提下，进行适量、科学的运动，动静交替，不仅利于准妈妈的身心健康，对分娩也大有裨益。散步是孕期安全适宜的运动项目之一。如果运动后 4 小时内没有胎动，要立即去看医生。

呵护隐秘部位

准妈妈的变化 准妈妈的子宫在不断长大，身体重心也在发生变化，可能感到行动有些不方便了。这时，准妈妈注意别穿高跟鞋，应选用平底鞋或低跟鞋。

胎宝宝的成长 本周，胎宝宝的听力系统继续发育，大脑与耳朵信号的连接已经形成；原来偏向于面部两侧的眼睛开始逐步向中间靠拢；胎宝宝开始练习呼吸，只不过此时呼吸的不是空气，而是羊水。

孕期痔疮护理

孕期痔疮很难自愈，且随着孕周增加会越来越严重。女性孕期痔疮的形成，和其生理结构有很大的关系，在怀孕的过程中子宫会不断地增大，增大的子宫会压迫盆腔的血管，导致痔血管的回流障碍，从而导致痔血管病理性的扩张、迂曲成团，形成痔疮。

准妈妈在日常饮食中应多吃新鲜蔬果，尤其应注意多吃些富含膳食纤维的食物，如粗粮。注意不吃或少吃辛辣、刺激的食物和调味品，同时还要养成多饮水的习惯。

日常护理

- 每日早晚可做两次缩肛运动，有利于增强盆底肌肉的力量和肛门周围的血液循环，有利于排便和预防痔疮。
- 便后清洗肛门，水温不要太热，以免烫伤皮肤，清洗之后还要保持肛门周围的干燥，以免发生感染。
- 保持大便柔软，避免便秘。养成健康的饮食习惯和良好的排便习惯，进行合理的体力活动。
- 痔疮用药对准妈妈的安全性有待商榷，不宜乱用。

警惕妇科炎症

怀孕后，准妈妈卵巢的黄体便会分泌大量雌性激素和孕激素，致使白带增多，这是正常现象。但是由于阴道内的分泌物增多，准妈妈非常容易感染妇科炎症。

如果阴道分泌物呈乳白色或稀薄的雪花膏颜色，气味不强烈，则属于生理性变化，不是疾病，不用担心。如果白带呈脓样，或呈红色，或有难闻气味，或混有豆腐渣样的物质，加之外阴瘙痒等，可能是阴道炎，应立即就医。

不要使用碱性香皂、浴液等进行私处清洁，这是因为碱性物质会破坏女性身体作为天然屏障的弱酸性环境，还会引起病菌逆行感染，引发阴道炎。没有病症的情况下，用清水清洁私处即可；如果想要用洗液清洁私处，要选择弱酸性的。

选择合适的孕期内衣

内衣

纯棉面料的内衣柔软舒适、吸汗性好，而且便于清洗，更适合准妈妈敏感的皮肤，不易引起瘙痒、皮疹等。如果是夏天，天气炎热容易出汗，准妈妈要尽量选择薄款的内衣，让汗液更好地蒸发。而且内衣也不宜过紧，以免妨碍血液循环，导致乳房疾病。

内裤

准妈妈应当优选棉质内裤，吸汗性好，透气性强。准妈妈可依照腹围、臀围大小来选择，相对宽松的尺寸穿着更舒适。还有一种纽扣样式的内裤，可以随时调节大小，适用于整个孕期。在颜色上，最好选择白色或其他浅色的，方便及时观察阴道分泌物情况。

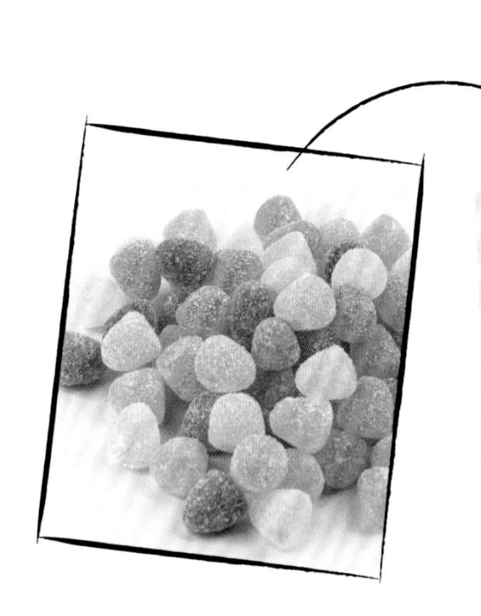

吃糖过多易得妇科炎症

吃糖较多会导致血糖或尿糖偏高，阴道内糖原增加，酸度增高，酵母菌大量繁殖，容易引发阴道炎。另外，要避免长期用卫生护垫。阴道细菌都是厌氧菌，在没有氧气的情况下就会泛滥。长期使用卫生护垫，加上湿润的阴道环境，更加快了细菌的繁殖速度。

孕中期的不适处理

准妈妈的变化 在肚脐下方约 1.8 厘米的地方，很容易就能够摸到自己的子宫；体重增加了 3~6 千克；此时也许会出现水肿、血压升高、心跳加快的情况。

胎宝宝的成长 胎宝宝大约 15 厘米长；大脑各个区域的细胞正在进行更细的分化；胎宝宝的动作比以往更加灵活，如果听到外界的声音，会用胎动来回应。

缓解腿抽筋

孕期全程都需要补钙。尤其是在孕中、晚期，一方面母体的钙储备需求量增加，另一方面胎宝宝的牙齿、骨骼钙化加速，都需要大量的钙。

当准妈妈的钙摄入量不足时，胎宝宝就会先吸收母体中的钙，致使准妈妈发生腿抽筋、腰酸背痛等症状。另外，孕期腹内压力增加，会使血液循环不畅，也是造成腿抽筋的原因之一。

> 预防腿脚抽筋，可以适当进行户外活动，每天都晒太阳，促进维生素 D 的生成，保证饮食中的钙可以被充分吸收；多吃奶制品、海带、木耳、芝麻、豆类等含钙丰富的食物；天气寒冷时做好腿脚部的保暖，夏季不过分贪凉，吹空调睡觉时盖好被子。

泡脚和热敷很有效

如果已经出现腿抽筋的症状，除了补钙外，还可以在每晚睡前用热水泡泡脚。把生姜切片加水煮开，待温度降到人体可以承受时用来泡脚。生姜能促进血液循环，帮助入睡。用湿热的毛巾热敷一下小腿，也可以使血管扩张，减少抽筋。另外，天气寒冷或夏天待在空调房的时候，准妈妈要穿长裤，做好腿部保暖。

泡脚时，要避免用温度太高的水，如果水温太高，会导致准妈妈血液循环过快，心脏和脑部负担过重，有可能出现出汗、心慌，甚至晕眩、虚脱等症状，不利于胎宝宝健康发育。

预防眩晕症状

造成准妈妈头晕的原因有很多，有时准妈妈进食过少，导致血糖偏低，表现为突发头晕，伴有心悸、乏力、出冷汗等症状。准妈妈可在早餐时多吃鸡蛋、牛奶，并随身带些糖果，一旦头晕，马上吃糖。

还有一种头晕现象，是由于准妈妈血容量增加（即血液被稀释），造成缺铁性贫血导致的，这种情况下应摄入含铁丰富的食物，如动物肝脏、动物血、瘦肉等，补充身体铁元素。

其他如血压偏低造成脑供血不足、仰卧时子宫压迫下腔静脉造成心脑供血减少等情况，也会造成准妈妈头晕，这就需要准妈妈在日常生活中不要突然站起或总是平躺，多多注意行动姿势与幅度。

减轻便秘烦恼

便秘大多是由于体内缺少膳食纤维和水分造成的。准妈妈要经常喝水，适当运动，帮助肠胃进行蠕动，以减少便秘的发生。

少量多次饮水

有些准妈妈不爱喝水，往往等到口渴时才大量饮水，这种方式其实很不健康。更科学的做法是，在感到口渴前补充水分，一天当中少量多次饮水，避免一次性大量饮水给胃部造成负担和不适，养成定时喝水的好习惯。一般而言，孕期每天饮用 6~8 杯水为宜，也可多喝一些粥或者清淡的汤补充水分。

吃点魔芋

魔芋富含膳食纤维，有润肠通便、清热排毒的功效，而且热量极低，特别适合肠胃功能较弱又担心摄入过多热量的准妈妈。

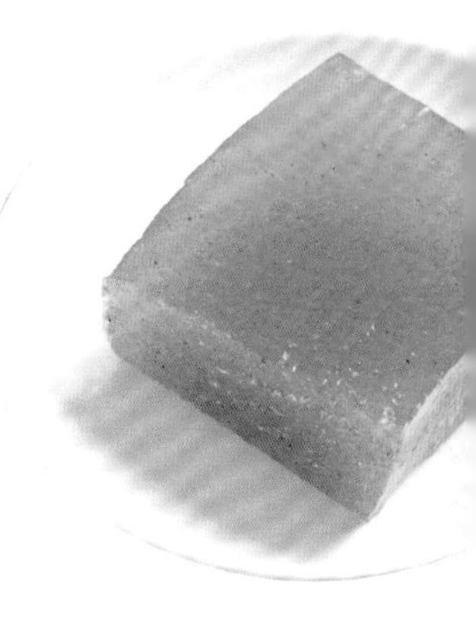

眩晕后需要充分休息

准妈妈一旦出现眩晕症状，如果条件允许，应当慢慢坐下，然后将双腿抬起，放在桌椅或其他可以促进血液回流的地方，充分休息，确认症状消除后再慢慢站起。

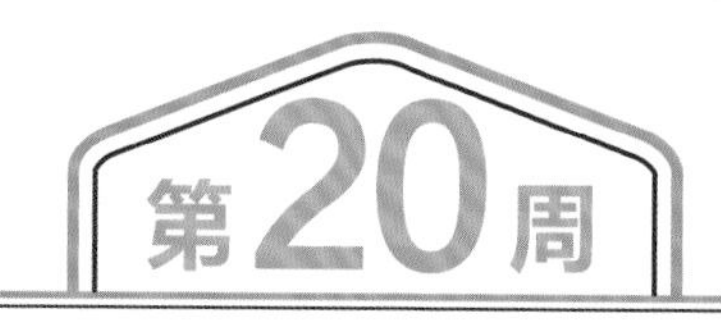

对抗失眠和抑郁

准妈妈的变化 准妈妈的子宫顶部已经和自己肚脐差不多平行了，宫高 16~20 厘米。对很多准妈妈来说，现在这个阶段是最轻松、最有精力的时期，没有早孕反应的困扰，身体也还不算笨重，是孕期旅游的最佳时段。

胎宝宝的成长 胎宝宝体重可达 250 克左右；感觉器官开始迅速发展，视网膜形成了，眼睛很活跃，会对光线做出反应，但眼睑依然闭着；味蕾正在形成，会间接影响准妈妈的饮食口味；吞咽羊水后，开始在羊水里尿尿了。

安全助眠的方法

孕 5 月开始，由于内分泌的变化，准妈妈很可能出现失眠的症状。准妈妈失眠将会严重影响胎宝宝的健康成长，如果不是长期失眠，经过生活、习惯和行为改变是很容易调整的；但如果是长期失眠，经调理不能缓解，则应该及时到医院诊治。

孕中期失眠主要是由于准妈妈体内钙量不足或者孕期内分泌变化引起的。缺钙引起的失眠通常表现为不易入睡或者入睡后容易惊醒，准妈妈通过补充钙剂即可以改善此症状。

睡前一杯热牛奶

准妈妈在睡前喝杯热牛奶，不仅能够补钙，还能帮助睡眠，是个一举两得的好办法。

选择舒适的侧卧枕

准妈妈的腹部不断增大，睡觉时会有不适感。每天临睡前在准妈妈侧睡时，将侧卧枕垫在腹部下面会减轻身体不适，加速入睡。

放松精神

失眠有一部分原因是心理因素造成的，准妈妈睡前多和准爸爸聊聊天，畅想一下未来，对放松心情有帮助。

放松心情，远离抑郁

和准爸爸多交流

准妈妈尽量保证每天有足够的时间和准爸爸在一起，进行亲昵的交流。如果身体允许，可以考虑一起外出度假，到大自然中去寻找好心情。不管发生什么都不要一个人扛着，准爸爸是坚强的后盾。

尽量使自己放松

放弃那种想要在宝宝出生以前把一切打点周全的想法，很多压力是准妈妈自己给自己的。适当放松心态，任何事都可以和准爸爸共同承担，也可以和好友多交流。准妈妈可以试着看看电影，从容地吃早餐，去公园里散散步，尽量多做一些让自己愉快的事情。照顾好自己，是孕育一个健康可爱宝宝的首要前提。

准爸爸也有产前焦虑

准爸爸出现产前抑郁跟很多因素有关，比如这是第一个宝宝，准爸爸面对很多未知变化：可能会担心自己是否能成为一个好爸爸，或者担心宝宝降临后家庭关系出现各种矛盾自己是否能应付；如果再同时受到工作、经济等压力的冲击，就会更容易受到产前抑郁的困扰。准爸爸该如何缓解这一症状呢？

- 考虑自己的工作安排，以便在以后一段日子里能够灵活地安排时间。
- 向周围的新爸爸请教，如遇到哪些问题，他们是怎么做的等。
- 若出现情绪不稳定或心理障碍，应及时找心理医生疏导。
- 不能有太大的工作压力和太多应酬，此时不宜为了前途或金钱而焦虑，而要心境平静，知足安乐。

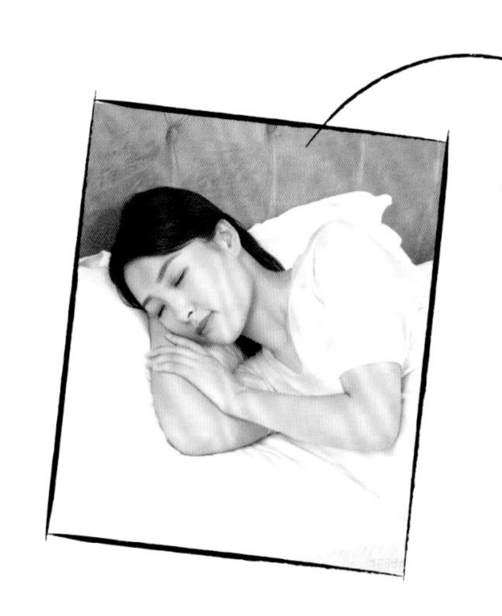

好生活习惯助益远离抑郁

良好的生活习惯有助于调节心情。准妈妈不要因为压力大就熬夜；睡觉前学会清空心中的烦恼，让自己有一个轻松的睡眠氛围；三餐按时吃，心情不好的时候试着给自己调制一杯果蔬汁，既能补充营养又能转移注意力，把精力放到对胎宝宝有益的事情上。

一起来胎教

讲故事：谁是你的守护天使

母爱是人类最纯洁、最无私、最珍贵的情感，每一个孩子都渴望着母亲给予的幸福和快乐。人生路，因为有了母亲的教育、引导，变得那么顺利。

有个孩子马上就要降生了，他问上帝："听说明天您就要送我去人间了，但我这么弱小和无助，在那儿怎么生活呢？"

上帝答道："在众多的天使中，我为你特别挑选了一位。她会守护你，无微不至地照顾你。"

"如果我不懂人类的语言，他们对我说话时，我怎么听得懂呢？"孩子继续问道。

上帝轻轻地拍了一下孩子的脑袋说："你的天使会对你说最最美丽、最最动听的话语，而这些都是你从未听过的。"

"听说人间有很多坏蛋，谁来保护我呢？"

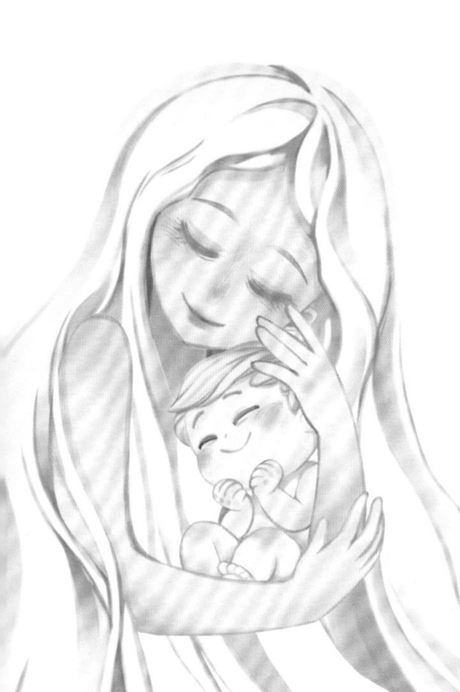

"即使冒着生命危险，你的天使也会保护你的。"

此时，天堂一片宁静，凡间的声音已可听到。孩子明白自己得赶紧上路了，"上帝，假如我现在就出发，请你告诉我，我的天使叫什么名字？"

上帝把手放在孩子的肩上，答道："你的天使的名字很容易记住，你就叫她——妈妈。"

读诗歌：深笑

在林徽因的诗歌中，笑从视觉渐次转入听觉，凭借视觉与听觉的通感，使笑不仅有了声响，而且有了形状；既实而形象，又虚而飘逸，给人以无限美好的想象。

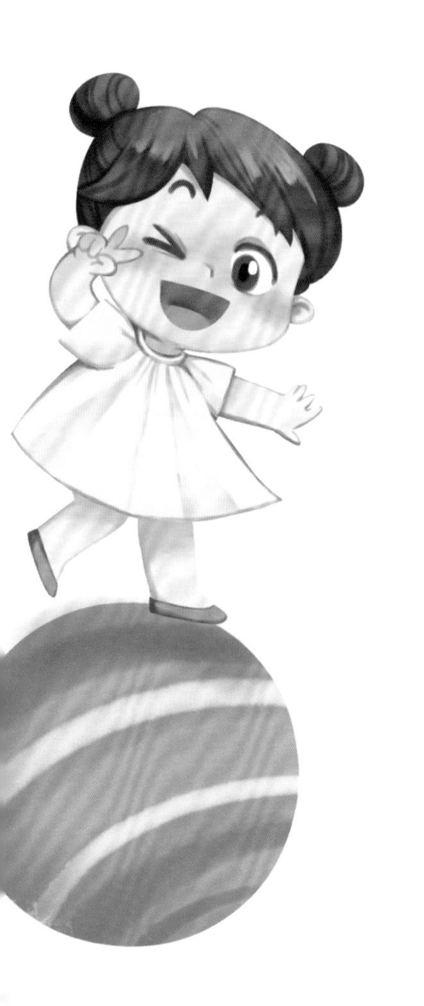

深笑

是谁笑得那样甜，那样深，
那样圆转？一串一串明珠
大小闪着光亮，迸出天真！
清泉底浮动，泛流到水面上，
灿烂，分散！
是谁笑得好花儿开了一朵？
那样轻盈，不惊起谁。
细香无意中，随着风过，
拂在短墙，丝丝在斜阳前
挂着，留恋。
是谁笑成这百层塔高耸，
让不知名鸟雀来盘旋？
是谁笑成这万千个风铃的转动，
从每一层琉璃的檐边
摇上，云天？

——林徽因

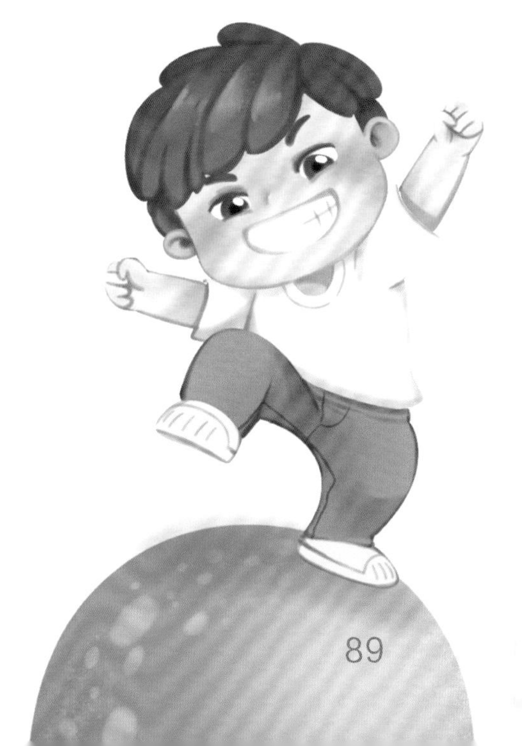

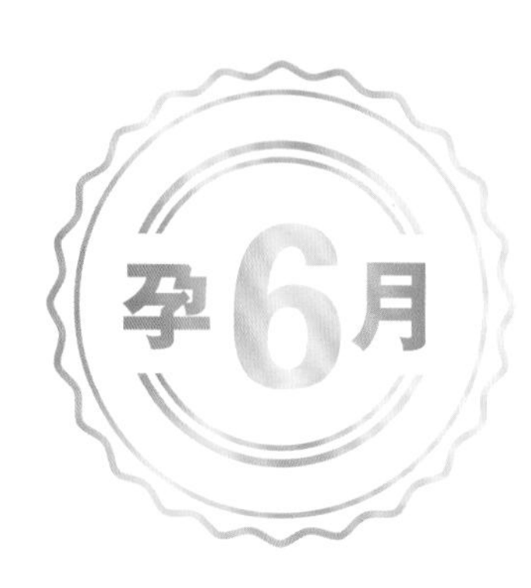

准妈妈和胎宝宝互相影响

此时身体上的不适感基本消失，准妈妈越来越习惯于胎宝宝的存在。准妈妈胃口比以前好了许多，适合借此时机加强营养，为将来的分娩和哺乳做营养储备。由于腹部越来越大，子宫已经开始压迫膀胱，尿频的症状加重。脸上和腹部还可能出现妊娠纹和妊娠斑。

怀孕后的基础代谢率增高约 20%，这使得准妈妈在孕中期以后很少感觉到冷，变得非常耐寒。即使天气转冷，有些准妈妈还是穿得不厚。不过，准妈妈要注意别穿得过于单薄，孕期适当保暖还是有必要的。

由于缺乏皮下脂肪，胎宝宝皮肤发红且皱，汗腺已经形成，不但会咳嗽、打嗝、皱眉、眯眼，还会吮吸自己的大拇指。此时的胎宝宝有了呼吸动作，还可以自如地在羊水中“游泳”，并会用脚踢子宫。他的头发也越来越多，眼皮也能够睁开，感受到外界的光亮，还能听到准妈妈身体里的声音。

准妈妈吃什么，这也是一种胎教。

此时，胎宝宝和准妈妈的生长发育都需要更多营养，要注意增加铁的摄入量，胎宝宝要靠吸收铁质来制造血液中的红细胞。这一阶段准妈妈出现贫血的概率也大起来，应该多吃富含铁元素的食物。

•给上班族准妈妈的叮咛•

工作忙起来的时候，经常会一坐就是几个小时，准妈妈要注意改变这样的习惯了。久坐会影响下肢血液循环，一方面会加重孕期水肿状况，另一方面受到影响的血液循环也会间接影响胎宝宝的生长发育。准妈妈可以在工位上贴一个便签，或者在电脑显示屏上贴一张便签，提醒自己每隔一小时站起来去接杯水，或者去趟卫生间，活动一下。

做最棒的准爸爸

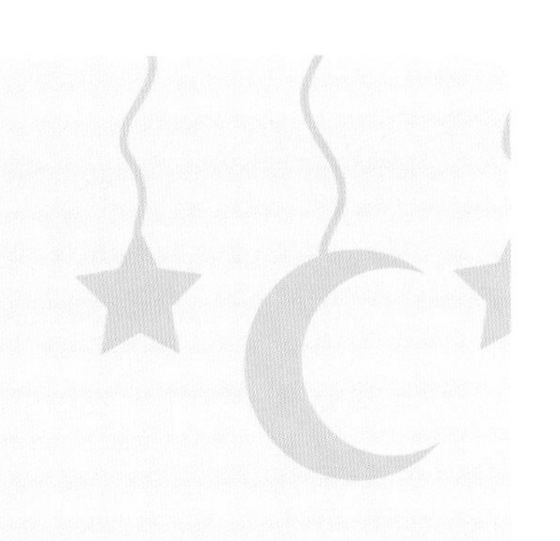

积极学习育儿知识

读至少一本关于育儿的书，关注至少两个优质育儿公众号。工作实在繁忙的准爸爸也可以和身边的人积极交流经验，或者听准妈妈讲她学习到的理论知识。在孕期甚至更早，准妈妈通常会自发开始学习这些知识，准爸爸也要加油追赶准妈妈的步伐，以便提供更多的帮助，和准妈妈更有效地沟通。

平衡家庭成员关系

尊重准妈妈的选择，并帮助平衡家庭成员之间的关系，减少准妈妈的恐惧和焦虑。通过沟通讨论，尽力减少将来在育儿目标和理念上的差异，从而让一家人的力气用往一处，避免冲突，将来的育儿早教也会事半功倍。

学会听胎心

到了孕中期，准爸爸要注意给妻子增加营养，以满足准妈妈和胎宝宝的需要。另外，准爸爸应学会听胎心，用胎心监护仪是最简单有效而准确的方法。做好家庭监护，不仅可以了解胎宝宝的发育情况，而且能及时发现异常情况。

一起挑选孕期用品

准爸爸可以陪准妈妈去买孕妇装，如果准妈妈的脚水肿、变大，要给她换一双合脚的鞋。同时，跟准妈妈一起精心挑选孕妇专用的胸罩也是很有必要的。

孕期营养指导

本月重点补充的营养素

这个月，准妈妈胃口大开，容易发胖或便秘，应注意多吃富含膳食纤维的蔬菜、水果。准妈妈还要注意补充碘，以促进胎宝宝的智力发育和机体生长。

膳食纤维

膳食纤维体积大，食用后能增加消化液分泌和胃肠道蠕动。准妈妈适当补充膳食纤维，可增强免疫力，促进消化；而且还能有效预防妊娠并发症的发生，并起到通便、利尿、清理肠胃的作用。

建议准妈妈每日的膳食纤维总摄入量为20~30克。一般来说，人们每日摄入500克蔬菜、250克水果及250克左右谷类，就能获得足够的膳食纤维。

营养素来源：谷类（特别是一些粗粮）、豆类及一些蔬菜、薯类、水果、全麦面包等。

碘

碘是参与甲状腺工作的重要微量元素，能促进蛋白质的生物合成，促进胎宝宝的生长发育，同时也是维持人体正常新陈代谢的重要物质。此外，碘还能促进胎宝宝的智力发育和机体生长。

准妈妈缺碘，会使胎宝宝甲状腺合成不足，使大脑皮层中分管语言、听觉和智力的部分发育不全，严重的可能引发先天畸形。

营养素来源：海带、紫菜、鱼肝、海参、海蜇、蛤蜊，山药、白菜、菠菜、鸡蛋等。

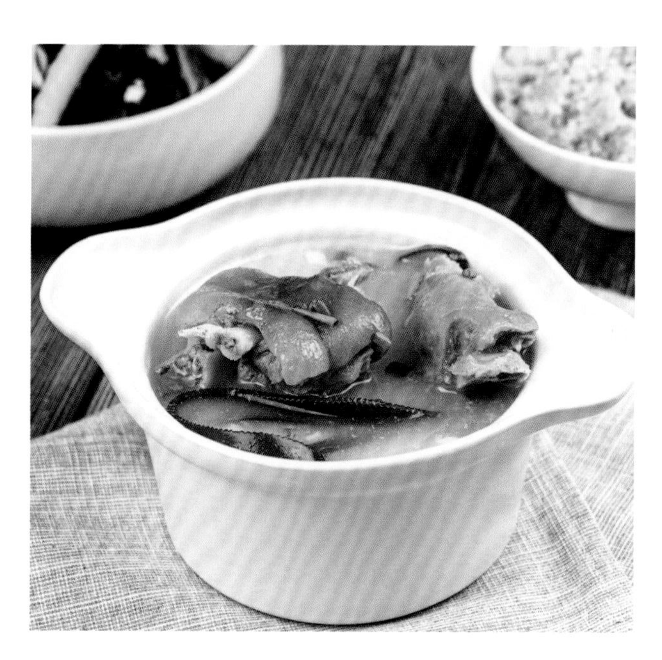

海带猪蹄汤

原料：猪蹄1个，黄豆30克，海带50克，葱、姜、盐各适量。

做法：

1. 黄豆、海带洗净，泡发；猪蹄处理干净，切块；葱切段，姜切片。
2. 锅内水烧开，下入猪蹄块焯水，捞出沥干水分。
3. 砂锅置于火上，放入海带、葱段、姜片、黄豆、猪蹄块，大火煮开转小火煮煲2小时。
4. 出锅前放盐调味即可。

准妈妈对胎宝宝饮食习惯的影响

准妈妈吃了什么，胎宝宝就能得到什么。准妈妈的饮食习惯，包括口味、喜好等都有可能对宝宝日后饮食的偏好和发育产生影响。

胎宝宝通过羊水“尝”味道

胎宝宝在准妈妈的子宫里就已经能“品尝”食物的味道了，通过羊水的作用，准妈妈平时所吃的食物味道会传递给胎宝宝，胎宝宝拥有超强的记忆力，能够记住自己曾经“品尝”过哪些味道，并对它们产生直接的偏好。

胎宝宝出生后的饮食习惯深受胎内的影响。研究发现，如果宝宝出生起就经常表现得没有胃口、不喜欢吃东西、消化不良、偏食等，准妈妈在怀孕时的饮食习惯往往不是很好。怀孕期间准妈妈吃甜食觉得快乐，也会间接影响胎宝宝嗜吃甜食，并感到快乐。

帮助宝宝建立良好饮食习惯

准妈妈养成良好的饮食习惯，营养均衡丰富，多吃未经深加工的食物，少用调味料，少吃垃圾食品，口味清淡，进餐时保持心情愉快，按时吃饭，少吃零食，这样的饮食习惯对宝宝将来能坐在餐桌旁专心进食很有帮助。

所以，准妈妈在孕期生活中一定要注意自己的饮食习惯，做到不偏食、不挑食，摄取全面均衡的营养，为宝宝将来养成不挑食的好习惯树立榜样。

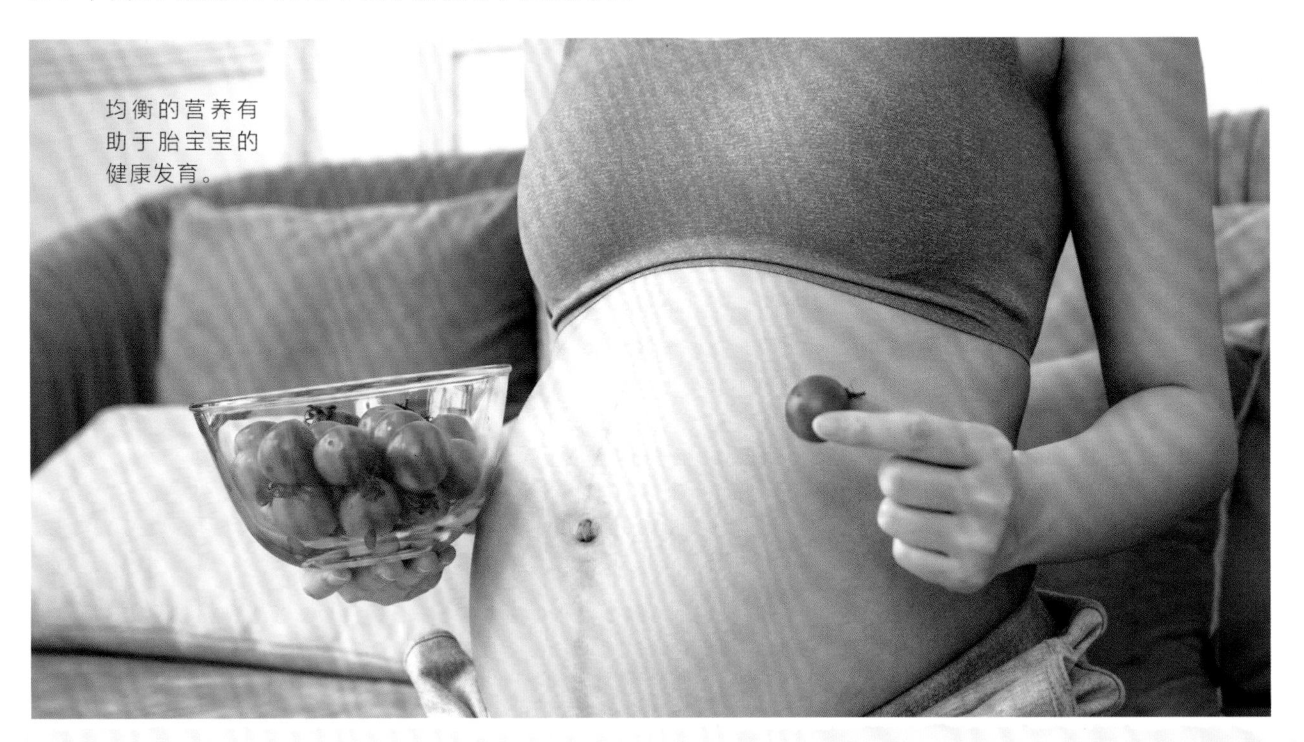

均衡的营养有助于胎宝宝的健康发育。

了解科学有素的胎教方法

胎教可能是准妈妈、准爸爸在怀孕期间最为关心的一件事了，听音乐、读故事、看美景、和出现胎动的胎宝宝“玩耍”……然而，真正科学的对准妈妈和胎宝宝都有益的胎教是什么呢？

准妈妈保持好心情，胎宝宝发育得就更好

科学研究发现，胎教对胎宝宝的作用主要是通过准妈妈实现的。准妈妈的情绪、精神状态，影响体内激素和有关神经介质的分泌，而胎宝宝能敏锐地感受到母亲的情绪和心理状态的变化，从而间接影响其大脑发育。准妈妈情绪平静、放松，胎盘循环保持良好状态，给胎宝宝的供血量充足，胎宝宝发育所需营养及氧气供应更佳，发育得就更好。

所以，准妈妈要尽量保证自己心情愉悦，准爸爸要多陪伴、体贴妻子，为孕育出健康快乐的宝宝共同努力。

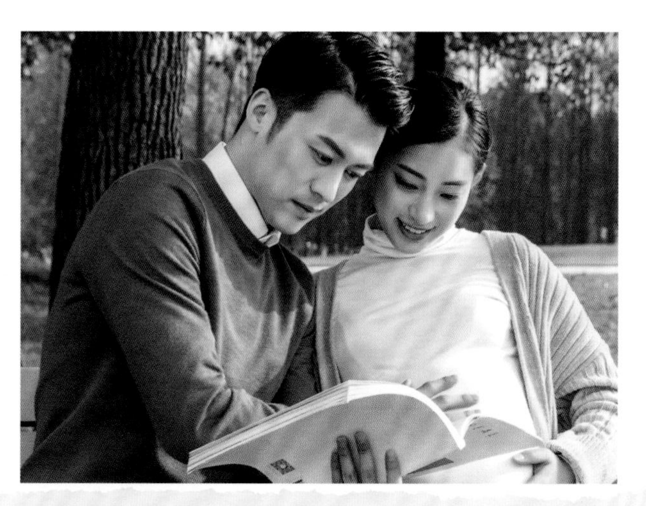

胎教要适度、有规律

胎教是给予胎宝宝适宜的外界刺激，要有规律、适度。准爸爸、准妈妈可以在每天的固定时间进行胎教，时间以 10~20 分钟为宜，不宜过长，最好在晚餐后进行。因为对胎宝宝来说，大部分时间都是睡着的，睡着时进行胎教，影响胎宝宝睡眠，反而不利于其发育。大部分胎宝宝在准妈妈晚餐后的时间是醒着的，此时进行胎教效果更好。如果准妈妈感受到了胎动，也可以在胎动频繁时和胎宝宝进行“互动”。

声音不宜过大

胎教音乐不宜过响，声音也不宜太大，否则不仅会让准妈妈更加躁烦，也会影响胎宝宝的听力发育。胎教音乐的频率最好在 500~2000 赫兹，这个频率就是平常讲话的频率。声音大小在 40~50 分贝，50 分贝相当于普通谈话中说话声音较大时发出的音量。音箱或者扬声器所放位置应至少远离准妈妈腹部 5~10 厘米，不可贴在腹部上。每次进行音乐胎教的时间不宜太长，每天在固定时间和胎宝宝一起听 10~20 分钟即可，可一天听 2 次。

需要提醒的是，准爸爸、准妈妈不要给予胎教太多期待，通过胎教让宝宝出生后变成“天才宝宝”是不现实的。其实，胎教更多的是给胎宝宝营造良好的发育氛围，是通过准妈妈的身心调节作用于胎宝宝的。准爸爸、准妈妈不要在进行胎教时有太多期待和心理压力，否则会适得其反。

直接胎教和间接胎教

胎教分为间接胎教和直接胎教。间接胎教是通过调整准妈妈的身体状态、情绪来为胎宝宝提供良好的生长发育环境；直接胎教是直接与胎宝宝“互动”，包括抚摸、轻拍准妈妈肚皮，对着胎宝宝说话、讲故事，给胎宝宝播放音乐等。

间接胎教从备孕时期就可以开始，而根据最新研究发现，直接胎教最好在孕 5 月以后进行。此时，胎宝宝已经具备了相对全方位的感知觉能力，有针对性地、积极主动地给胎宝宝各种信息刺激，能够激发胎宝宝的智力潜能。

不过，需要了解的是，胎教是促进胎宝宝的感官功能发育，并不是让胎宝宝真正“学习”，所以日常生活中，准妈妈不要给自己太大压力，每天抽出 20 分钟左右进行就好。当然，准妈妈的日常生活、心情的好坏每时每刻都在影响着胎宝宝。所以，准妈妈养成良好的生活作息、饮食习惯，这才是最好的胎教。

胎教方法及适合的孕周

胎教方法	做法	适合的孕周
营养胎教	注重均衡的饮食搭配，控制体重，针对孕期的不同阶段，做有重点的营养补充	从得知怀孕开始
音乐胎教	选择舒缓、轻柔、旋律明快、温和自然、有规律性、节奏和妈妈心跳相近的音乐或乐曲	孕 16 周开始
美育胎教	带着胎宝宝欣赏美丽的事物，如美丽的画、风景，感受生活的烟火气	孕 20 周开始
抚摸胎教	轻抚准妈妈的肚皮，或者轻轻拍打胎动部位，可边触摸边说话，加深全家人的感情	孕 20 周开始
意念胎教	准妈妈想象胎宝宝的样子	孕 28 周开始
语言胎教	和胎宝宝聊天，每天打招呼，给胎宝宝读故事，不仅是语言胎教，也是建立良好亲子关系的关键	孕 24 周开始
运动胎教	每天做适量的运动，但要注意控制运动幅度和运动量，也可以用手指轻压胎宝宝，并感觉胎宝宝随着指压轻轻地蠕动	孕 20~36 周

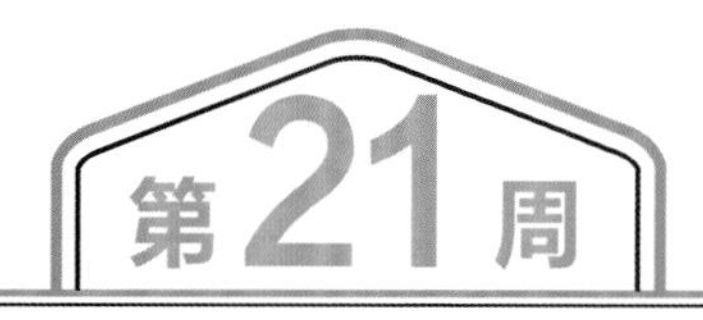

预防妊娠糖尿病

准妈妈的变化 准妈妈的体重增加了 4~6 千克，已经分不出哪里是腰哪里是肚子了；准妈妈经常会觉得呼吸急促，这是因为日益增大的子宫压迫了肺部；由于孕激素的作用，手指、脚趾和全身关节韧带变得松弛，行动有点迟缓和笨重。

胎宝宝的成长 胎宝宝身长可达 18 厘米左右，体重也达到 290 克左右，指甲、嘴唇已经完全长好，牙床下坚固组织中已出现犬齿和臼齿。如果听到非常大的声音，他会从睡梦中醒来；如听到喜欢的音乐，他也会做出反应。

妊娠糖尿病的危害

妊娠糖尿病会对母体和胎宝宝造成多种伤害，易导致胎宝宝过大，不但会增加准妈妈的负担，而且会增加准妈妈发生生殖系统感染的概率。妊娠期糖尿病还会带来严重的妊娠并发症，如妊娠高血压综合征，并会对准妈妈分娩后的身体健康产生影响，如增加患糖尿病的概率等。

怀孕后，准妈妈体内激素分泌量增多，其在人体组织外周有抵抗胰岛素的作用，可能会导致糖代谢异常或者胰岛素敏感性不够。如果准妈妈日常饮食中摄入过多的碳水化合物，会导致血糖不平衡，产生胰岛素问题。遗传也是很重要的因素，如果准妈妈有家族糖尿病史，会增加准妈妈患妊娠糖尿病的概率。

妊娠糖尿病筛查的注意事项

正常妊娠而无高危因素的准妈妈，一般在孕 24~28 周进行 75 克葡萄糖耐量测试，以监测准妈妈血糖状况，如测试中有一项大于或等于限定值，即为妊娠糖尿病造成的结果。

筛查前宜空腹10~14 小时，一般前一天晚上 8 点过后就不要进食了，第二天早上不吃早餐，抽血测量空腹血糖。

妊娠糖尿病饮食有讲究

患妊娠糖尿病的准妈妈要控制碳水化合物的摄入量，但脂肪、蛋白质、膳食纤维、维生素和矿物质的摄入量应与妊娠期相同的正常准妈妈基本一致。

适合妊娠糖尿病准妈妈吃的食物

西蓝花：西蓝花中含有丰富的膳食纤维，能有效降低肠胃对葡萄糖的吸收，进而降低血糖。

南瓜：南瓜中的营养成分——钴能活跃人体的新陈代谢，促进造血功能，并参与人体内维生素 B_{12} 的合成，这是人体胰岛细胞所必需的矿物质，可作主食吃。

糙米：用糙米或五谷米饭来代替白米饭，可抑制血糖的升高，帮助控制血糖。

如何预防妊娠糖尿病

当前，妊娠糖尿病发病率逐渐提高，已成为妊娠期发病率较高的疾病之一。这种疾病会对准妈妈和胎宝宝造成非常严重的影响，所以准妈妈要积极预防。

每餐七八分饱，在正餐之间适当加餐，将每日应摄取的营养分成五六份进食，是孕期饮食的总原则，也是预防妊娠糖尿病的饮食原则。尤其要注意避免晚餐与隔天早餐的时间间距过长，睡前少吃点东西，避免血糖忽高忽低。改变烹饪方式，控制植物油及动物脂肪的摄入量，少用煎炸，多选用蒸、煮、炖等烹调方式。

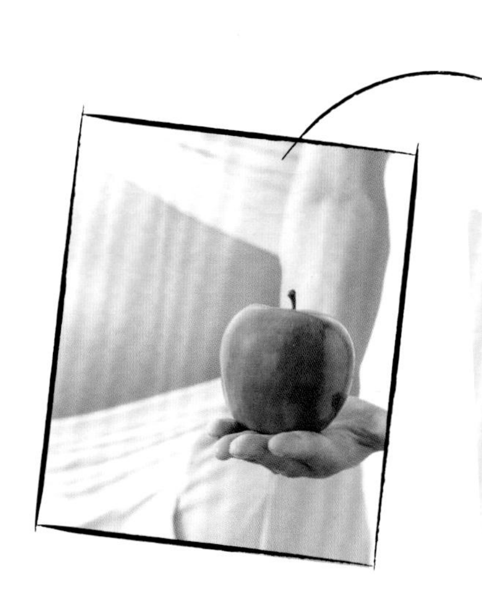

大补特补有危害

从科学角度讲，准妈妈没有必要因为怀了宝宝就盲目大补特补，平时所吃食物种类尽量多样化，多吃一些新鲜蔬菜，少吃高盐、高糖的食物，控制水果的摄入量，保证充足的睡眠是预防的关键。

做好孕期自我监测

准妈妈的变化 体重已经增长了大约 4.3 千克，宫高为 18~22.5 厘米，子宫会继续上升并开始压迫肺部。准妈妈的体重越来越重，肚子也越来越大。

胎宝宝的成长 本周，胎宝宝的眉毛和眼睑已清晰可辨，体重开始大幅度地增加，皮下脂肪开始积蓄，但皮肤依然是皱巴巴的、红红的。他清醒的时间越来越长，喜欢听外界的声音。

自测宫高和腹围

测量宫高和腹围，是了解胎宝宝发育情况的最直接方式。准妈妈的宫高、腹围与胎宝宝的大小关系非常密切。孕早期、孕中期时，每月的增长是有一定标准的。每一个孕周长多少合适，都是需要了解的。如果准妈妈学会在家自测，就可以随时掌握胎宝宝的发育是不是在正常范围内。

宫高的测量：从下腹耻骨联合处至子宫底间的弧形长度为宫高。

宫高正常标准表（单位：厘米）

妊娠周数	下限	上限	标准
满 20 周	15.3	21.4	18
满 24 周	22.0	25.1	24
满 28 周	22.4	29.0	26
满 32 周	25.3	32.0	29
满 36 周	29.8	34.5	32
满 40 周	33.0		

腹围的测量：通过测量平脐部环腰腹部的长度即可得到。

腹围正常标准表（单位：厘米）

妊娠周数	下限	上限	标准
满 20 周	76	89	82
满 24 周	80	91	85
满 28 周	82	94	87
满 32 周	84	95	89
满 36 周	86	98	92
满 40 周	89	100	94

定期量体重

怀孕期间，准妈妈的体重增加多少算是合理的呢？

正常情况下，孕早期，准妈妈的体重会增加1.1~1.5千克；3个月以后，每周会增加0.35~0.4千克；胎宝宝快要出生的时候，准妈妈的体重会比孕前增加10~12.5千克。孕期体重增加的正常范围是11~15千克，但这只适用于孕前基础体重正常的单胞胎准妈妈。如果准妈妈体重不在合理范围内，要及时寻求医生的指导，调整饮食结构，科学控制体重。

每天数胎动

每天自数胎动，是准妈妈在孕中期及孕晚期必做的功课。准妈妈每天早、中、晚各固定1小时数胎动，若每小时大于3次，则表示胎宝宝情况良好。也可以将早、中、晚胎动次数总和乘以4，则为12小时的胎动次数，大于30次为正常，小于10次为异常。

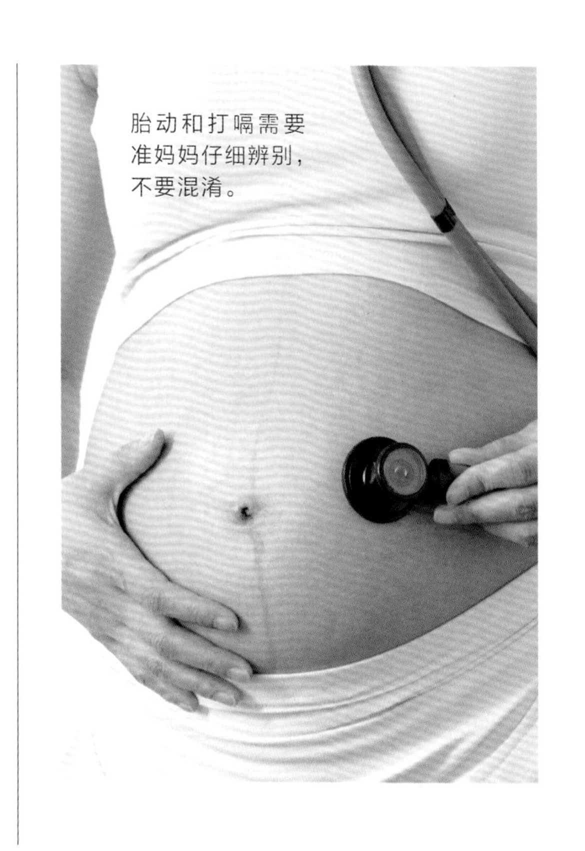

胎动和打嗝需要准妈妈仔细辨别，不要混淆。

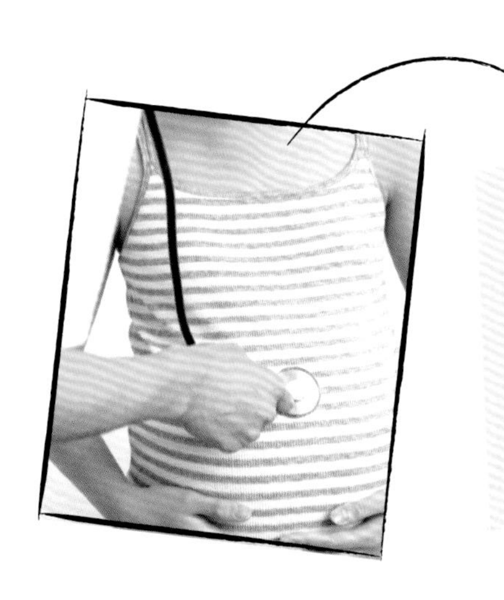

胎动异常需警惕

有的胎宝宝好动，有的胎宝宝喜静，只有准妈妈本人才能摸清胎宝宝的规律，只要胎宝宝每天按规律在动就比较安全。一旦发现胎动异常，应立即就医，医生会根据各种检查结果综合评估、分析、判断胎宝宝情况，提出具体应对措施，以保证母婴安全。

第23周 预防妊娠斑纹这样吃

准妈妈的变化 这个时期，准妈妈体重在稳定增加，每周增重 250 克左右。有些准妈妈会发现，不只是乳房、腹部的妊娠纹增多了，大腿上也出现了淡红色的纹路，甚至耳朵、额头或嘴周围也生出小斑点，下腹及外阴的颜色似乎也比以往更深。

胎宝宝的成长 本周，胎宝宝身长大概有 20 厘米，体重可能会达到 450 克；肺部组织和血管正在发育，为出生后呼吸做好准备；视网膜也已形成，具备了微弱的视觉，会对外界光源做出反应。

出现妊娠纹别慌

胎宝宝逐渐成长，准妈妈的肚子渐渐隆起，讨厌的妊娠纹也悄然而至。妊娠纹的形成主要是由于妊娠期激素的影响，加之腹部膨隆，使皮肤的弹力纤维与胶原纤维损伤或断裂，腹部皮肤变薄、变细，不仅影响美观，而且出现妊娠纹的地方会止不住地发痒，这严重地影响了准妈妈的心情。

长出妊娠纹的地方总是会痒痒的，让准妈妈忍不住想去抓挠一番，但还请准妈妈千万忍住。因为它不仅越挠越痒，而且可能会因为抓挠时用力太大而导致皮肤破损，引起交叉感染，严重的甚至会导致瘢痕产生。

减少妊娠纹最重要的一点，就是准妈妈要严格控制体重，避免大吃大喝，不要让体重过度增长。在保证每日营养需求的条件下，多摄取富含蛋白质和胶原蛋白的食物，帮助增加皮肤弹性。每天坚持早晚涂抹滋润而不油腻的护肤品，比如天然橄榄油等，使用时可适当按摩，直到产品被皮肤吸收，这可以增强皮肤的延展性和韧性，防止瘙痒。

妊娠纹对人体健康并无威胁，若准妈妈严重担心其影响皮肤美观，产生焦虑心理，可咨询医生，必要时采取治疗措施。

有助于缓解妊娠纹的食物

▪ 番茄所含有的番茄红素，具有很强的抗氧化能力。

▪ 西蓝花含有丰富的维生素 A、维生素 C 和胡萝卜素，能增强皮肤的抗损伤能力，有助于保持皮肤弹性。

▪ 猪蹄中丰富的胶原蛋白，可以有效对抗妊娠纹，增强皮肤弹性和韧性，对延缓衰老具有特殊意义。

▪ 黄豆中所富含的维生素 E，能抑制皮肤衰老，增加皮肤弹性，防止色素沉着，美白肌肤，润泽容颜。

有助于缓解妊娠斑的食物

妊娠斑一般出现于怀孕 4 个月以后，是一种黄褐色的蝴蝶斑，由脑垂体分泌的促黑激素造成。

各类新鲜水果、蔬菜中含有丰富的维生素 C，具有消褪色素的作用，比如柠檬、猕猴桃、番茄、土豆、圆白菜、菜花。瓜菜中的冬瓜、丝瓜，豆类中的黄豆，也具有很好的美白功效。牛奶有改善皮肤细胞活性、延缓皮肤衰老、增加皮肤张力、刺激皮肤新陈代谢、保持皮肤润泽细嫩的作用。谷皮中的维生素 E，能有效抑制过氧化脂产生，从而起到干扰黑色素沉淀的作用。适量吃些糙米，补充营养的同时又能抑制斑点的生成。

适量吃些富含维生素 C 的蔬果可以使准妈妈皮肤白皙，光彩照人。

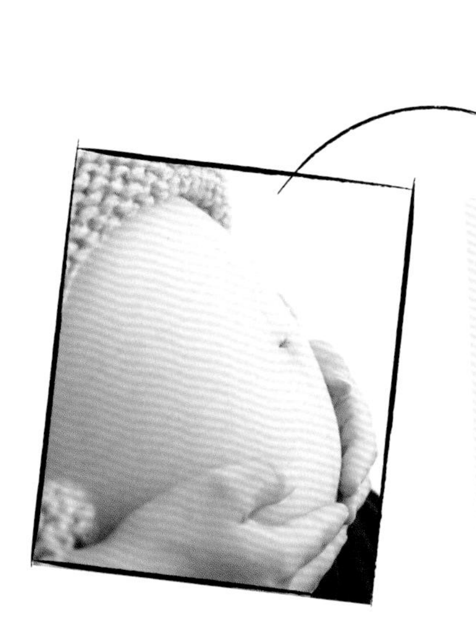

为什么有的人不长妊娠纹

同是准妈妈，为什么有的人随着胎宝宝的长大，会在肚腹、胸部、臀部、大腿等部位出现妊娠纹，而有的人就不会出现呢？决定是否出现妊娠纹的根本原因是遗传因素，即如果宝宝的外婆出现过妊娠纹，准妈妈大概率也会出现。根据统计，80% 的准妈妈在孕 7 月后会出现妊娠纹。

警惕孕期综合征

准妈妈的变化 子宫现在从耻骨联合处量起，到肚脐上方3.8~5.1厘米的位置，约有20厘米，凸痕明显。由于子宫增大、加重，准妈妈体态渐渐会发生这样的变化：脊椎向后仰、身体重心向前移。有些准妈妈会感到腰部和背部容易疲劳，甚至腰酸背疼。

胎宝宝的成长 本周，胎宝宝身长可达26厘米左右，体重也接近500克，皮下脂肪已经出现，但其增长速度还赶不上皮肤的生长速度，因此皮肤看起来还是皱皱的。胎宝宝身体的比例开始变得更加匀称，听到声音可能会踢准妈妈的肚子。

应对仰卧位综合征

有些准妈妈在孕中晚期仰卧时，会突然出现头晕、恶心、出冷汗、眼前发黑，甚至虚脱等症状，医学上称之为仰卧位综合征。

准妈妈躺下或睡觉时采取左侧卧位，可以避免子宫对下腔静脉的压迫，不仅能防止仰卧位综合征的发生，还能增加胎宝宝的血液供应，减少子宫对下腔静脉回流的阻力，从而减轻水肿。左侧卧位时，右旋的子宫得到一定程度的纠正，减轻了子宫对右侧输尿管的挤压，从而减少泌尿系统感染的发生概率。

进入孕中期，外周血管扩张，下腔静脉血流量、回心血量及心脏搏出量均会增加，在孕28~32周达到高峰，以后逐渐下降。

当准妈妈仰卧时，由于不断增大的子宫压迫下腔静脉，使得回心血流量突然减少，导致血压下降，从而出现心悸、出冷汗、面色苍白等症状。

此时，准妈妈只要转向左侧卧位，子宫对下腔静脉的压迫会立即解除，症状也会随之缓解，甚至消失。

应对膝关节疼痛

孕期腿部会出现很多不适，随着胎宝宝的增大，膝关节会出现疼痛的症状，准妈妈可以提前了解些方法来缓解疼痛。

腹部膨胀和双膝间距加大是准妈妈本月的主要体型特征，这会导致膝关节面的受力不均匀，造成膝关节疼痛。

缓解方法

- 稍微垫高鞋跟的外侧，以改善下肢的受力面，使得膝关节结构尽可能恢复正常。
- 每晚临睡前用热毛巾热敷膝关节 10~20 分钟，以减轻疼痛。

应对足跟痛

由于激素分泌变化，准妈妈的骨骼和韧带会出现“松弛化”的现象，导致足部出现相对性结构变形，特别容易造成腿部和足部疲劳，严重时会引发足跟痛。

准妈妈体重增加、足跟骨压力上升、足底筋膜张力过高，以及下肢血液循环不良等，都是导致足跟痛的原因。

缓解方法

在鞋子内垫入具有缓冲效果的鞋垫，减轻走路对足跟的冲击，对于足跟、膝盖、腰部都有保护作用。每晚用热水泡脚，可以有针对性地按摩脚踝和脚跟。

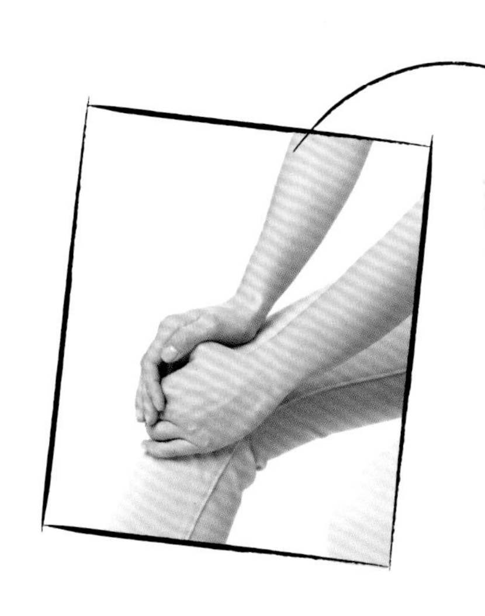

关节持续疼痛需注意

大多数的孕期关节疼痛都会随着准妈妈分娩的结束而结束，少数继续疼痛的状况应找专业医生就诊。如果准妈妈出现持续性关节疼痛，活动后不消失，甚至伴有关节肿胀及变形、活动受限等，要警惕关节疾病的可能，应及时去医院就诊。

一起来胎教

讲故事：咕咚来了

一声“咕咚”，引发了小动物们的不安。其实，只要不道听途说，不人云亦云，而是坚持眼见为实，有科学求证精神，就不会出现这样的问题了。

一个木瓜“咕咚”一声从树上落到湖里，住在这棵树附近的一只兔子听到了，吓了一大跳，“我必须赶快逃跑，不然就会有危险。”兔子想，于是它拼命地跑起来。

一只狐狸看见了，问：“嘿，兔子，发生了什么事？”“‘咕咚’，那里有‘咕咚’！”兔子大声说道。狐狸看兔子害怕的样子，也认为“咕咚”似乎是一件可怕的事情，“我也必须逃走。”它想。

猴子看到狐狸和兔子从自己眼前飞快地跑过，连忙问道：“发生了什么事？你们为什么跑那么快？”

“呃，呃，‘咕咚’来了。”它俩答道。

猴子不知道“咕咚”是什么，“我最好也逃走。”它也跟着兔子和狐狸跑起来了。

熊在跑，鹿也在跑，越来越多的动物跟着一起跑。

狮子感到很奇怪，“发生了什么事？为什么你们都跑得那么快？”

兔子说：“‘咕咚’来了！就在我住的地方，在小河里。”

“好了，小兔子你带大家去看看。”随后，狮子带领大家跟着兔子来到湖边。“‘咕咚’在哪里？”狮子问道。就在这时，大风吹过，一个熟透的木瓜“咕咚”一声落入湖中。

“原来，‘咕咚’只是一个木瓜。”大家齐声说。

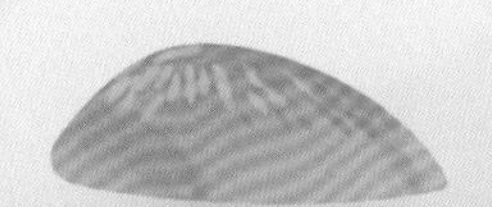

国学启蒙：诗中四季

一年四季，春夏秋冬，各有各的美，是它们循环往复，构成了时间的脚步，一年又一年地前进。宝宝，我们已经经历了 6 个月的时光，马上就要迎接新的生活。

春日

胜日寻芳泗水滨，
无边光景一时新。
等闲识得东风面，
万紫千红总是春。

——朱熹（宋）

喜晴

窗间梅熟落蒂，
墙下笋成出林。
连雨不知春去，
一晴方觉夏深。

——范成大（宋）

秋夕

银烛秋光冷画屏，
轻罗小扇扑流萤。
天阶夜色凉如水，
卧看牵牛织女星。

——杜牧（唐）

江雪

千山鸟飞绝，
万径人踪灭。
孤舟蓑笠翁，
独钓寒江雪。

——柳宗元（唐）

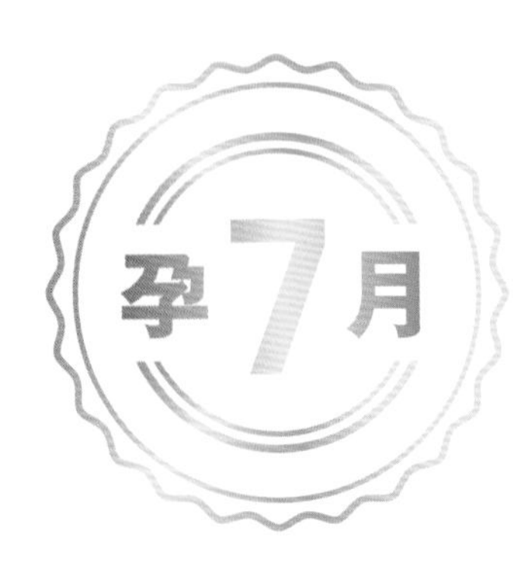

胎动越来越频繁

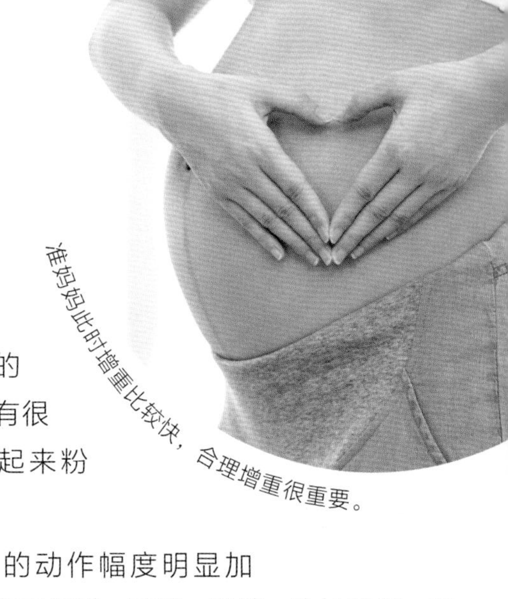
准妈妈此时增重比较快，合理增重很重要。

这个月胎宝宝越来越大，准妈妈会觉更加辛苦，更加容易疲倦，腰腿疼的情况也会更明显，妊娠纹也更加深了，有的准妈妈可能还会出现妊娠斑。准妈妈的体重增长幅度开始增大，有时会感觉气短，这是因为子宫已接近肋缘的缘故。有时准妈妈会感觉到胎宝宝有节奏地运动，这是胎宝宝在打嗝。

脂肪开始在准妈妈的腹壁、背部、大腿等部位囤积，为分娩和哺乳做能量贮存。准妈妈应适当增加植物油的摄入量，也可适当选食花生、核桃、芝麻等必需脂肪酸含量较高的食物。

现在的胎宝宝有柚子那么大了，头发约有 0.5 厘米长，手指甲和脚趾甲都出现了。他每天都在锻炼还没有发育成熟的肺叶，视网膜完全形成，已经能够区分明暗。他的身体上仍旧有很多褶皱，看起来粉粉的。

胎宝宝的动作幅度明显加大，他在子宫里运动，踢腿、翻滚、伸长胳膊，样样不逊色。他与准妈妈还没形成默契，也许准妈妈正酣睡，他却突然将准妈妈从梦中惊醒。不必担心，他的作息会慢慢与准妈妈同步；而准妈妈也会逐渐习惯胎宝宝的“各种运动”，变得泰然处之，即使在睡梦中被他“拳打脚踢”，也照样能睡得香甜。

给上班族准妈妈的叮咛

准妈妈乘车时应避开上下班高峰期，以免因空气质量差而加重恶心的感觉，而且车内人员过多还会增加准妈妈感染细菌的风险。如果是乘公交车，应尽量选择前面的座位，避免因车后部颠簸得厉害而引起晕车。如果车内拥挤，准妈妈可等下一辆或者调整出门时间。

做最棒的准爸爸

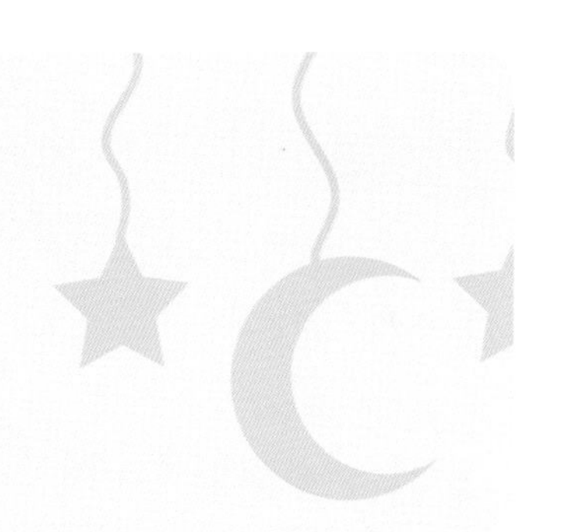

和准妈妈随时保持联络

随时保持联络，不管是在加班，还是和朋友一起去吃饭，都要告知准妈妈自己身在何处，以防随时可能出现的情况。同时，准爸爸应随身携带预定分娩的医院和亲朋好友的电话号码。

体谅准妈妈生理变化

孕期，准妈妈可能在打喷嚏、大笑的时候，不小心出现尿失禁，这都是因为身怀宝宝的缘故，准爸爸要记得准备好护垫，避免准妈妈尴尬。

陪准妈妈产检时要积极

陪准妈妈产检时，准爸爸切忌躲在一边玩手机，有很多事情都需要准爸爸的帮助，包括排队、缴费、送样本、领报告单等，不要让准妈妈挺着肚子跑来跑去。包里带上可能要用的东西，像温水、巧克力等，每次都要备好。

和准妈妈一起想象宝宝的模样

每天晚上休息前，准爸爸和准妈妈不妨一起静下心来，想象宝宝的模样。想象宝宝有着白白的皮肤，大大的眼睛，双眼皮，长睫毛；想象他有灵巧的四肢，聪明的大脑，特别的漂亮可爱。

准爸爸还可以和准妈妈聊聊，你们希望宝宝的性格像谁，是开朗大方还是温和稳重，是活泼幽默还是文雅安静。

孕期营养指导

本月重点补充的营养素

孕 7 月，准妈妈要特别注意预防缺铁性贫血，补铁的同时要继续补充具有造血功能的维生素 B_{12}，还要适量补充脂肪，给身体增加能量。

维生素 B_{12}

维生素 B_{12} 是人体造血必不可少的原料，除了参与造血外，还能使神经系统保持健康状态，具有消除疲劳的作用。

维生素 B_{12} 很难直接被人体吸收，要和叶酸、钙元素一起摄取，促进吸收。准妈妈维生素 B_{12} 每日摄入量以 2.6 微克为宜。

营养素来源：肉类及肉制品、动物肝脏、鱼、贝壳类、蛋类、乳类及乳制品。

脂肪

脂肪是人体能量储备的最主要形式，是人类膳食中不可缺少的营养素。脂肪也是构成人体器官和组织的重要部分，还是脂溶性维生素的良好溶剂，可以促进脂溶性维生素的吸收。

如脂肪摄入过少，会造成热量摄入不足和必需脂肪酸的缺乏，从而引发皮肤疹、泌乳障碍等多种问题。如果脂肪摄入过量，会导致准妈妈肥胖、胎宝宝过大，易引发妊娠合并症等。建议准妈妈每天补充 20~30 克脂肪。

营养素来源：动物肝脏、肉类、蛋黄、奶制品、植物油、橄榄油、菜籽油、核桃、花生等。

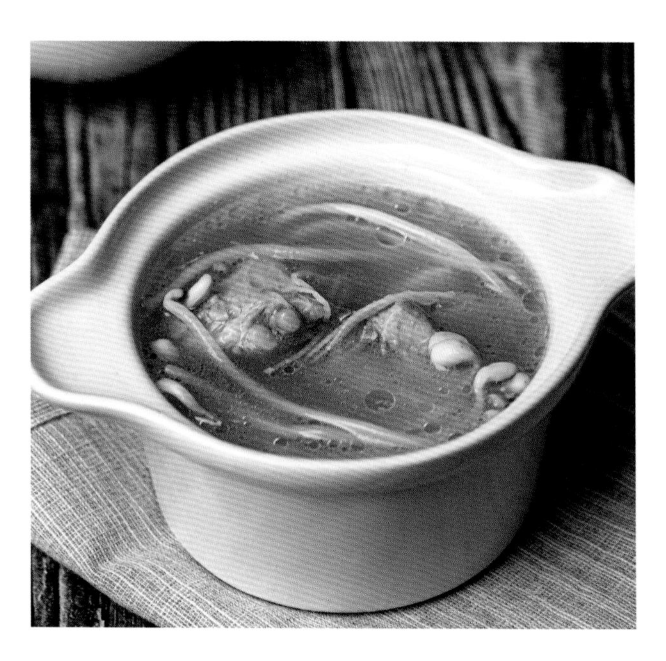

豆芽排骨汤

原料：黄豆芽 100 克，排骨 150 克，盐适量。

做法：

1. 黄豆芽洗净；排骨切块，放入沸水中焯烫一下，捞出沥干。
2. 将黄豆芽、排骨放入锅中，加适量水，大火煮沸转小火炖熟，最后加盐调味即可。

小心孕期抑郁

通常，越接近分娩，准妈妈心里的紧张感会越强，这时候准妈妈一定要关注自我的心理状态，多到户外散散心，告诉自己不用太担心，并且和准爸爸多聊天。此时的焦躁等负面情绪一定要引起重视，如果不注意，很容易导致孕期抑郁。

如果在一段时间（至少两周）内，准妈妈有以下 4 种及以上症状，则可能已患有孕期抑郁症。如果其中的一两种情况近期特别困扰你，也必须引起高度重视。

（请在以下清单打钩自测）

- □ 不能集中注意力
- □ 睡眠不好
- □ 不停地想吃东西或者毫无食欲
- □ 持续地情绪低落
- □ 喜怒无常
- □ 焦虑
- □ 非常容易疲劳
- □ 对什么都不感兴趣
- □ 想哭
- □ 极端易怒
- □ 有持续的疲劳感
- □ 总是提不起精神
- □ 情绪起伏很大

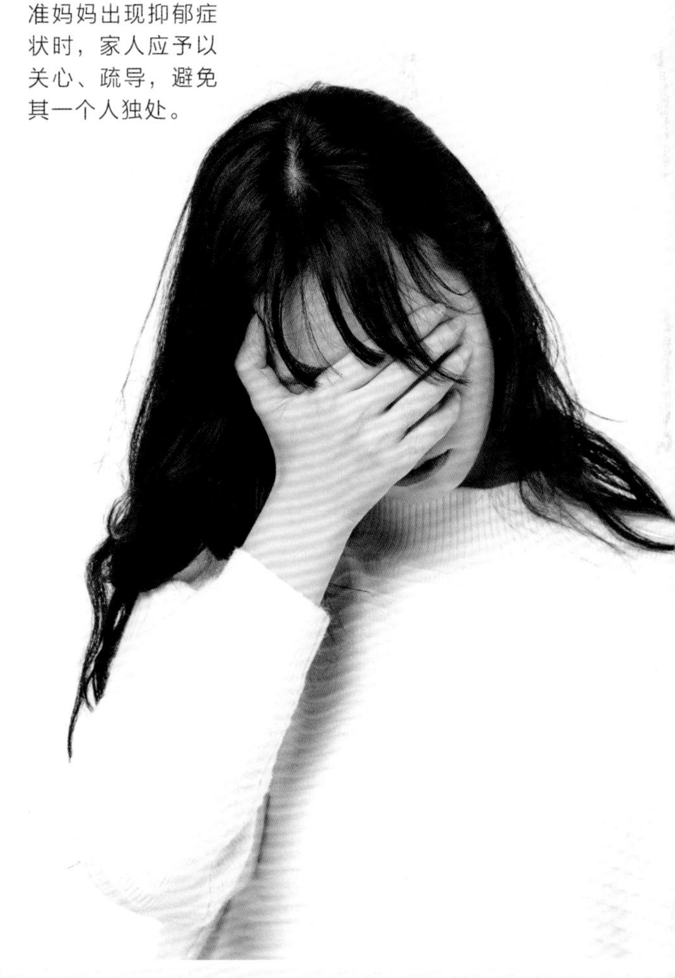

准妈妈出现抑郁症状时，家人应予以关心、疏导，避免其一个人独处。

营养素帮助安抚情绪

大多数准妈妈在孕中、晚期都会产生焦虑情绪，准妈妈要善于调节自己的情绪，使焦虑等不良情绪减轻。其实，选对食物也能够帮助准妈妈提神、安抚情绪。

富含 B 族维生素的食物

B 族维生素是构成脑神经传导物质的必需品，能维持神经系统的健康，并能减少情绪的波动，可有效预防疲劳、食欲不振、抑郁等症状。日常食物中很多都含有 B 族维生素，如鸡蛋、深绿色蔬菜、牛奶、优质肉类、谷类、南瓜子、芝麻等。

富含钾离子的食物

钾离子有稳定血压、舒缓情绪的作用，可以振奋人的精神，提升信心，进而缓解产前焦虑。准妈妈可以适量吃香蕉，香蕉中富含钾离子。另外，瘦肉、坚果类、绿叶蔬菜、番茄等食物也富含钾。

富含维生素 C 的食物

新鲜蔬果中含有丰富的维生素 C，而维生素 C 具有消除紧张、安神、静心等作用。更重要的是，它是制造多巴胺、肾上腺素等“能量激素”的重要成分之一。日常食用的水果中，比如葡萄、柚子、柑橘类、木瓜、香瓜、牛油果等，都含有丰富的维生素 C。

富含脂肪酸的食物

深海鱼油中含有的大量 ω-3 脂肪酸，可适当缓解紧张情绪，减轻抑郁症状，对焦虑、失眠、沮丧等有较好的调节作用。鳕鱼、带鱼、黄花鱼等都富含这种脂肪酸，准妈妈可以适当食用。

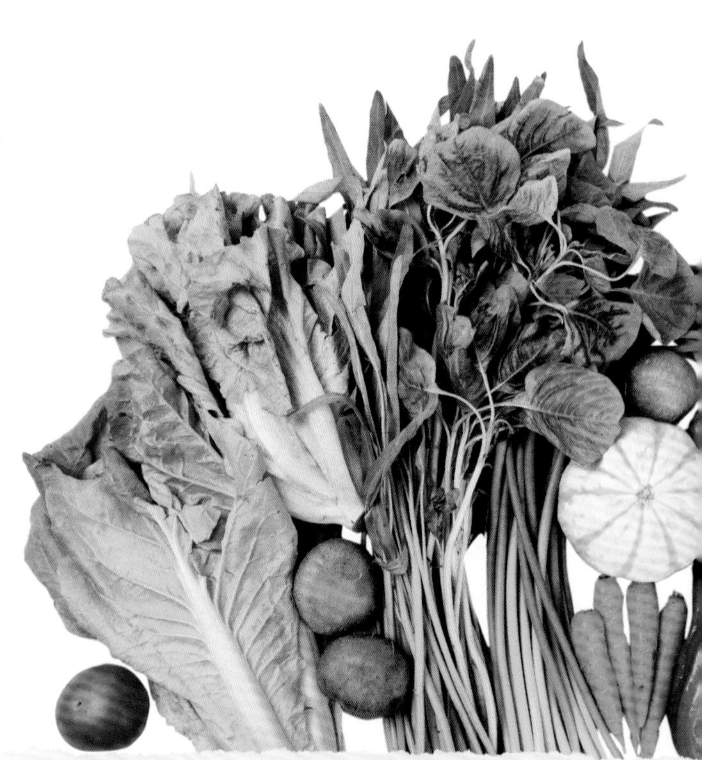

多吃蔬果可提升心理健康水平，使人获得幸福感。

孕期缓解抑郁食谱推荐

准妈妈在孕期容易产生情绪低落、落泪和不明原因的悲伤，严重时还需进行心理干预和治疗。有一些食物可以帮助人赶走忧郁，准妈妈可以尝试通过食疗的方法来舒解情绪，对抗抑郁。

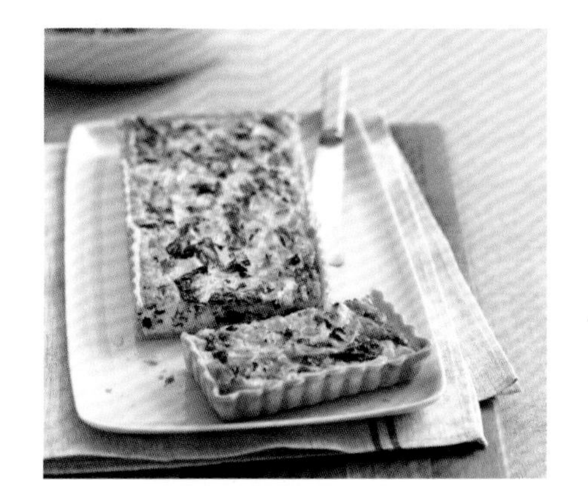

菠菜鸡蛋饼

原料：菠菜 100 克，面粉 100 克，鸡蛋 2 个，盐适量。

做法：

1. 菠菜洗净，切碎；鸡蛋打散，加盐调味。
2. 将菠菜碎放进蛋液里，加面粉搅拌均匀，倒入容器。
3. 将菠菜鸡蛋液放进微波炉，加热至熟透、表面金黄即可。

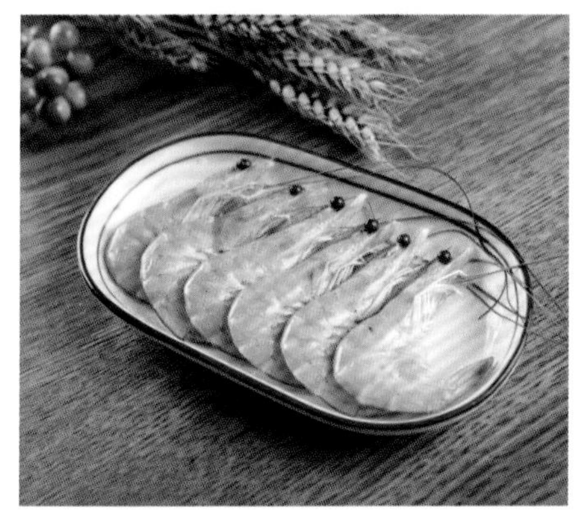

清蒸虾

原料：鲜虾 6 只，葱段、姜片、醋、香油、盐各适量。

做法：

1. 鲜虾挑去虾线，洗净。
2. 鲜虾摆在盘内，加入葱段、姜片，上锅蒸 10 分钟左右。
3. 拣去姜片、葱段，用醋、香油、盐兑成汁蘸食。

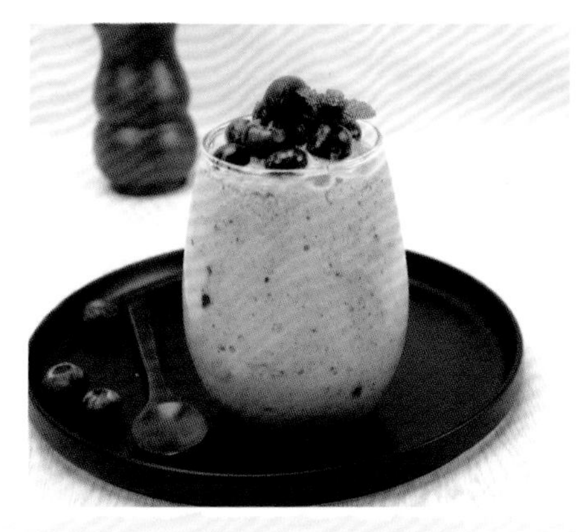

蓝莓酸奶

原料：蓝莓 50 克，酸奶 150 克。

做法：

1. 蓝莓洗净，一半放入料理机，一半备用。
2. 酸奶倒入料理机，将蓝莓和酸奶搅拌成浆。
3. 倒出蓝莓酸奶浆，码上另一半蓝莓即可食用。

第25周 合理摄入营养

准妈妈的变化 随着胎宝宝的增大，准妈妈腹部越来越沉重，腰腿痛更加明显；肚子、乳房上会出现一些暗红色的妊娠纹，脸上的妊娠斑也明显起来。有些准妈妈还会觉得眼睛发干、发涩、怕光，这些都是正常现象，不必过于担心。

胎宝宝的成长 胎宝宝体重已达到600克左右，子宫对他来说不再是“大房子”；皮肤比上周舒展很多，也变得饱满了；味蕾继续发育，已经可以品尝到味道；大脑神经发育又一次进入了高峰期。

切忌营养过剩和营养不良

这个阶段，准妈妈和胎宝宝的体重增加较快，准妈妈要保证有足够的营养来提供给胎宝宝，但也不能过度摄入，以免体重超标。

如果准妈妈进食太多，营养过剩，不但会危害自身的健康，同时也会影响到腹中的胎宝宝。摄入过多的碳水化合物，会使胰岛的功能超负荷，发生妊娠期糖尿病的概率将会增大。如果胎宝宝发展为巨大儿，不仅不利于顺产，出生后还容易出现低血钙、红细胞增多症等合并症。

营养过剩危害多

到了本月，虽然胎宝宝的营养需求越来越大，准妈妈新陈代谢也需要更多热量来维持，但准妈妈也应注意不要摄入过多营养，以免热量摄入过盛，不仅使体重增加过快，还会增加生产“巨大儿”的风险。

营养不良易引发妊高征

怀孕20周后，准妈妈容易发生妊娠高血压综合征，目前这种病的病因尚不明确，营养不良的准妈妈属于高危人群。加强孕期营养，钙、多种维生素、铁剂的补充，对妊高征有预防和治疗作用。

长胎不长肉的食物

麦片

麦片是优质的早餐食物，所含的热量不但可以让准妈妈保持一上午都精力充沛，而且其丰富的膳食纤维还能帮助准妈妈降低体内胆固醇。准妈妈最好选择天然的、没有任何糖类或其他添加成分的麦片。

绿叶蔬菜

绿叶蔬菜是很好的叶酸和锌的来源，圆白菜是很好的维生素来源。喜欢吃沙拉的准妈妈，多加入一些深颜色的蔬菜，如莴苣、紫衣甘蓝等，颜色越深的蔬菜维生素含量越高。

豆制品

豆制品中富含优质蛋白质和钙，还含有多种维生素，是营养丰富的保健食品，并且具有易消化吸收的特点。

瘦肉

瘦肉中富含铁，铁在人体血液转运氧气和红细胞合成的过程中起着不可替代的作用，孕期准妈妈血液总量会增加，对铁的需求量也相应增加。

适量摄入碳水化合物

孕中期，准妈妈消耗的能量较多，适量摄入优质的碳水化合物对准妈妈和胎宝宝都很重要。但是怎么摄取、摄取多少，都是有讲究的。

碳水化合物即糖类物质，人体所需的能量中有 70% 来自碳水化合物。它提供热量，维持心脏和神经系统正常活动，具有保肝解毒的功能。如果在孕期缺乏碳水化合物，就缺少能量，准妈妈会出现消瘦、低血糖、头晕、无力等症状。

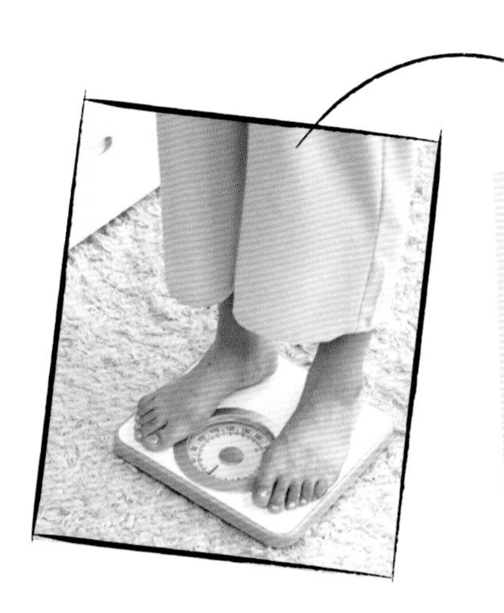

根据体重合理摄入碳水化合物

一般情况下碳水化合物不容易缺乏，但在孕中期准妈妈消耗的能量较多，需要适量摄入碳水化合物来维持每日能量所需。一般碳水化合物摄入量应在每天 500 克左右，最好根据体重的增加情况来调整。

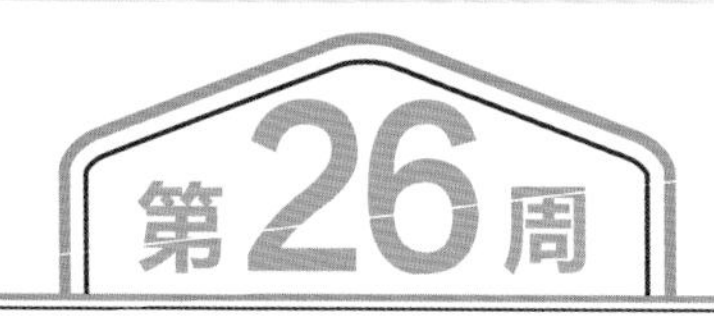

如何预防早产

准妈妈的变化 本周，准妈妈子宫最高点大约在脐上 6 厘米，从耻骨联合处量起约为 26 厘米。如果按照正常标准，体重应该已经增加了约 5.9 千克。随着肚子越来越大，身体重心移到了腹部下方，准妈妈会出现腰酸腹痛、腿发麻、手脚和周身有些发胀等症状。

胎宝宝的成长 胎宝宝全身依然覆盖着细细的绒毛，皮下脂肪已经出现，但皮肤仍然皱皱的；对声音更加敏感；可以睁开眼睛，视觉神经开始工作，当用手电筒照准妈妈腹部时，胎宝宝会把头转向有光亮的地方。

学会辨别早产症状

过了这个月，准妈妈会从比较舒适的孕中期过渡到辛苦的孕晚期。在这段时间，准妈妈如果过于劳累、身体不适，可能会引发早产。

准妈妈外出时，准爸爸要陪同在侧，万一出现不适可以第一时间将准妈妈送到医院。准妈妈肚子越来越大，家务不要做得太多，准爸爸要尽量多分担一些。

下腹部疼痛、宫缩

下腹部有类似月经前般的坠痛，出现规则的子宫收缩及肚子变硬，持续感到腰腹背酸痛，这可能是早产发出的信号，要第一时间就医。

见红或分泌物有异样

见红，是指阴道出现有鲜红色或褐色血丝的黏液分泌物，这是由于分娩前子宫颈口变化所致。如果子宫颈口扩大，分泌物有异样、分泌物增加、有水状或血状分泌物，要及时就医。

阴道有温水样的液体流出

如果准妈妈感觉阴道突然有温水样液体流出来，不管是大量流出还是少量断断续续流出，都必须马上到医院检查。

不做早产妈妈

早产，是指所有在孕37周之前的分娩，此时胎宝宝身体功能尚不能应付出生后的世界，孕晚期准妈妈要多留心细节，确保母子健康，预防早产。

▪ 补充钙、镁、维生素C、维生素E等营养素，有利于安胎，还能降低新生儿患多动症的概率。

▪ 不熬夜，增加休息的时间和频率，感到累了就躺下来小憩一会儿，并采取左侧卧位，减轻宫腔对宫颈口的压力。

▪ 按时产检，发现状况遵从医嘱。

▪ 避免提拿重物，不长时间站立，更不长时间下蹲。

▪ 不做长途旅行，不到人多拥挤的地方去，以免碰到腹部。

预防早产的最佳美味——鱼

鱼被称为“最佳防早产食品”。研究发现，准妈妈吃鱼越多，怀孕足月的可能性越大，出生时的宝宝也会较一般宝宝更健康、更精神。

鱼之所以对准妈妈有益，是因为它富含一种脂肪酸，有延长孕期、防止早产的功效，也能有效增加宝宝出生时的体重。像金枪鱼等富含脂肪的鱼，还具有缓解抑郁、抑制癌细胞生长的作用，可以适当多吃。到了孕晚期，准妈妈可以每周吃一两次鱼。

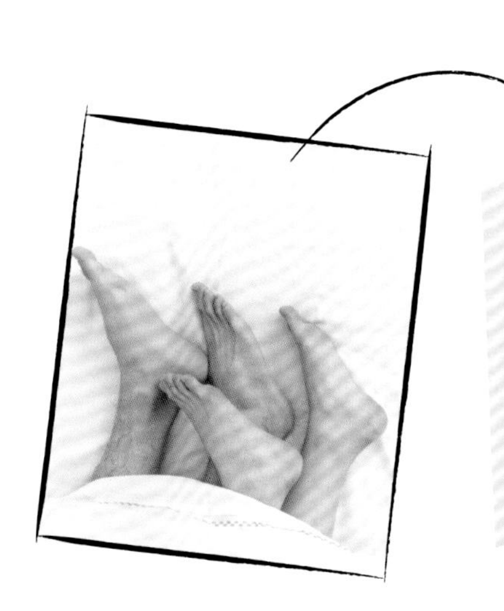

频繁同房易致早产

怀孕头3个月和后3个月是不能同房的，而中间4个月虽然可以同房，但一定不要过于频繁，并且动作也不要太激烈，要轻柔，避免损伤到胎宝宝。过了这个阶段，准妈妈和准爸爸都要克制自身，避免因同房引发胎膜早破，出现早产。

宝宝胎位正在发生变化

准妈妈的变化 到了孕中期末，准妈妈的子宫接近肋缘，子宫最高处约在肚脐上 7 厘米处，宫高约 27 厘米；由于身体负荷继续加重，乳房胀痛、后背和腿部的疼痛感会变得更强烈。

胎宝宝的成长 本周，胎宝宝身长可以达到 38 厘米左右，体重也接近 900 克；大脑活动异常活跃，脑组织快速增长；睡眠也变得非常规律。准妈妈常会感到胎宝宝在做一些有节奏的运动，这是胎宝宝在打嗝。

关注胎位不正

正常的胎位应该是胎头俯曲，枕骨在前，分娩时头部最先伸入骨盆，医学上称之为“头先露”，这种胎位分娩一般比较顺利。不过，有些胎宝宝虽然也是头部朝下，但胎头由俯曲变为仰伸或枕骨在后方，还有些分娩时臀部先露，脚先露或者腿部先露，甚至手臂先露等，这些胎位都不利于分娩。

胎宝宝出生前在子宫里的姿势非常重要，它关系到准妈妈是顺产还是剖宫产，因此要注意关注胎位的变化。

在未满 7 个月时，胎宝宝身量较小，在子宫内可自由活动的空间较大，胎位变动较大。但是孕 7 月后胎宝宝迅速增大，这时候胎位如果不正的话，就很难自己调整到正常胎位了，所以要密切观察这个时间段胎宝宝的位置。

胎位不正并不会造成怀孕的不良后果，只是准妈妈在分娩时必须面临分娩方式的选择。大部分准妈妈无法自知是否胎位不正，必须经由检查确定。如果及早发现，可以纠正的空间较大。如果还是没有纠正过来，那么建议不要尝试顺产，风险较大。

胎宝宝打嗝别担心

由于胎宝宝在准妈妈的体内不断吞咽羊水，用来锻炼肺部的呼吸，肺泡在羊水里不断地长大。在胎宝宝的胸腔和腹腔之间有一个像帽子似的厚厚肌肉膜，称为膈肌，它将胸腔和腹腔分隔开。和身体其他器官一样，膈肌也有神经分布和血液供应，当某些诱因刺激它时，刺激被传导给大脑，大脑就会发出指令，使膈肌出现阵发性和痉挛性收缩，就出现了打嗝现象。

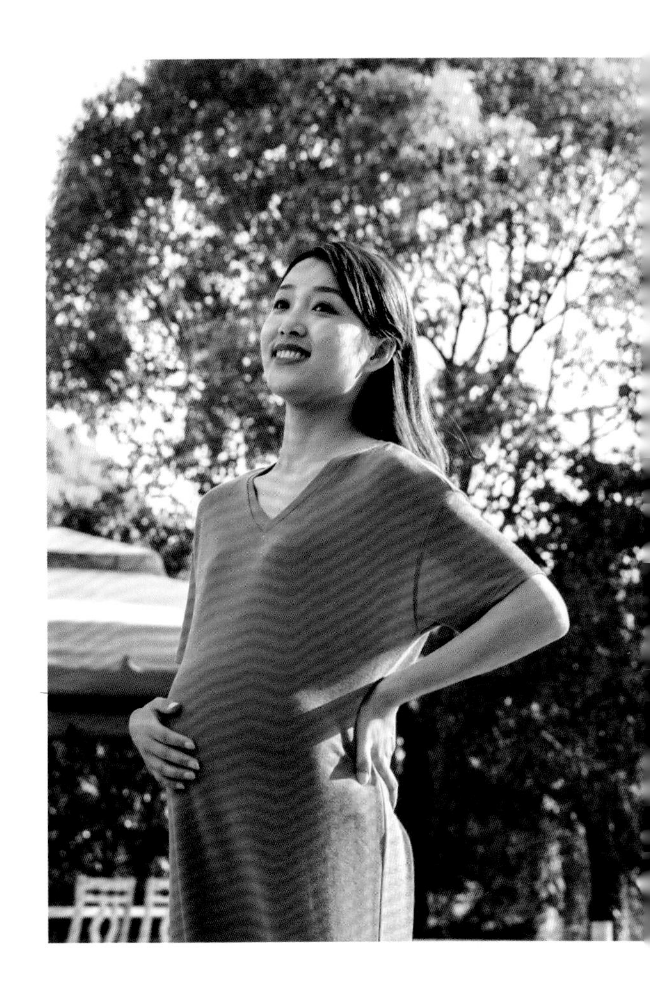

光照促进胎宝宝视觉发育

虽然胎宝宝的视觉在孕早期就已经形成了，但此时他总是把小眼睛紧紧地闭着。一般来说，胎宝宝在孕 24 周后才愿意把眼睛睁开，这时他能看到的是母体内一片红色的光芒，橘黄色的阴影下母亲的体液在流动。准妈妈可用手电筒的弱光作为光源，照射自己的腹部胎头的方向，每次 2~3 分钟。在进行光照时，切忌用强光，也不宜时间过长。

光照胎教不仅可以促进胎宝宝对光线的灵敏反应和视觉功能的健康发育，还有益于出生后动作行为的发育。

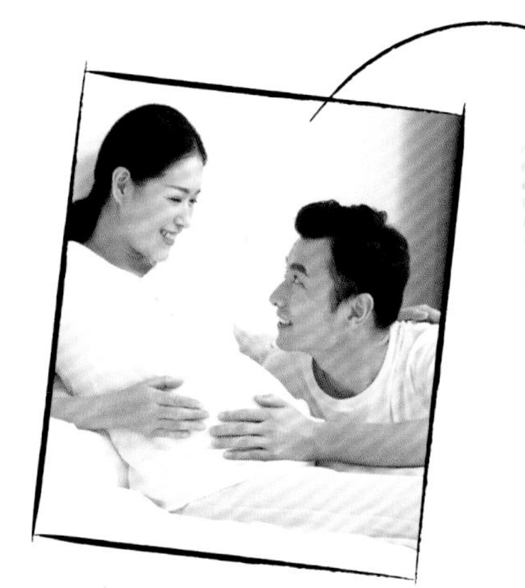

打嗝和胎动的区别

打嗝是胎宝宝在准妈妈腹中有规律的运动，2~3 秒一次，持续的时间为 2~5 分钟，有时会持续 10~20 分钟。准妈妈会感觉腹中的宝宝一跳一跳的，和心跳差不多，用手摸一摸跳动的地方，会一弹一弹的。它跟胎动的感觉是不一样的，准妈妈如果细心感受，可以判断出两者的不同。

第28周 如何减轻孕期不适

准妈妈的变化 此时，准妈妈的宫高在 21~24 厘米，偶尔会觉得肚子一阵阵发硬、发紧，这是假性宫缩，不必紧张。因为腹部沉重，准妈妈休息时如果平躺会感觉喘不过气，最好侧卧。

胎宝宝的成长 本周，胎宝宝的体重增加到 1 千克左右，脂肪继续囤积，他几乎充满了整个子宫；因为空间有限，他的活动次数变少了；他正在努力地练习呼吸，但他的肺叶还没有发育完全。

安然入睡的方法

放松心情，想些美好的事助眠

很多准妈妈出现失眠是因为情绪过于焦虑，影响睡眠，睡不着又担心失眠影响胎宝宝健康，进而更加紧张，形成了恶性循环。对于分娩、宝宝出生以后的事，准妈妈不要过于焦虑。这种情绪每个准妈妈都经历过，但绝大多数结果都是好的，暂时失眠也不会对胎宝宝发育产生影响。准妈妈不妨在临睡前，想想宝宝出生后如何给他打扮，带着他一起进行的活动等，带着幸福的心情入眠。

巧用孕妇抱枕

孕妇抱枕采取右靠左抱设计，协助准妈妈保持左侧卧睡姿，并有效缓解准妈妈长时间卧睡带来的不适，提高睡眠质量。它还能满足准妈妈垫高头部、垫腰、抬腿的需求，可以让四肢舒服放松，减少对腰部肌肉的拉伸，缓解孕期常见的腰酸背痛症状。大多数准妈妈在用了孕妇抱枕后，睡眠质量有较大提升。

准妈妈如果运动量较少，会相对减缓胃肠道的蠕动，造成胃胀气，严重的会影响睡眠。日常要少食多餐，减少胃肠道的负担，保持适当的运动，特别是吃完饭以后不要总躺着，否则很容易引起胃肠道的胀气及反流。

正确运动，减轻疼痛

颈部运动

简单的颈部运动可缓解准妈妈颈部酸痛感。将头尽可能地向左侧弯，停留15秒，然后回正。接着换右边，一样停留15秒。然后将头低下，停留15秒，最后回正位置。也可以辅助颈部肌肉按摩来完成以上动作。

肩部运动

孕期可能由于长期不良姿势导致肩部肌肉酸痛，准妈妈可以适当做一些小幅度的运动来缓解。两手臂弯曲，手指尖置于双肩处，肘关节向前做画圈动作，然后再向后做，每组做10次，感到背部和肩部肌肉有放松感后停止。

脚腕运动

准妈妈在坐着休息的时候，可以把脚稍稍垫高，这样有助于促进腿部静脉血回流到心脏，减缓水肿。然后，左右摇摆脚腕并且转动一周，连续数次后就会发现脚腕比以前舒服多了。这样做可以促进腿部血液循环，减轻因水肿导致的胀痛感。

缓解水肿

少吃盐

如果每天摄入过量的盐，则必然有过多的水分相伴贮于体内。尤其是在孕晚期，要注意饮食清淡，合理摄入盐分，保证身体代谢的平衡。

改变睡姿

准妈妈在休息的时候可以将下肢稍微垫高，水肿症状会慢慢减轻。睡觉时采用左侧位，可减轻心脏的负担，促进血液回流。另外，准妈妈注意多休息，也可以缓解水肿。

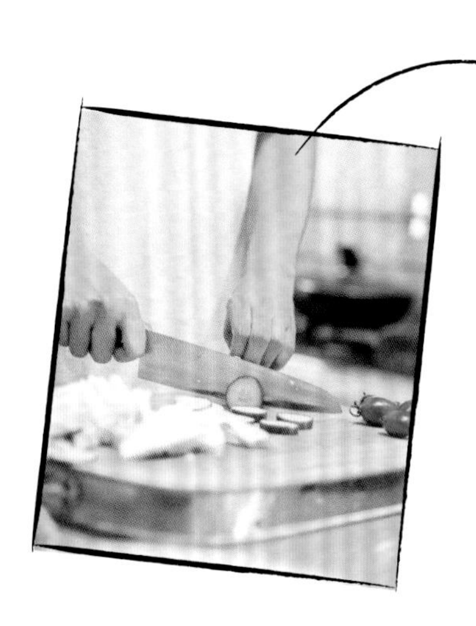

有些食材也会导致水肿

孕7月，准爸爸除了要关注准妈妈饮食中蛋白质的摄入外，还要关注一些食材的选择，尽量避免选择容易导致水肿的食物，如咸菜、糯米糕、白薯、洋葱等。特别要注意的是，如果准妈妈营养不良，也会导致水肿现象的发生。

一起来胎教

双语故事：聪明的熊猫

熊猫宝宝开动脑筋，努力思考，把大南瓜顺利搬回了家，外表憨憨的熊猫宝宝真聪明。等宝宝出生后，我们要去看看南瓜是不是像车轮一样圆滚滚的。

一只熊猫宝宝摘了一个大南瓜，想把它拿回家。但是这个南瓜太大了，她没有办法把这么大的南瓜带回家。

突然，她看见一只狗熊骑着一辆自行车朝她这边奔来。她看着自行车，跳起来说："有了！我有办法了。南瓜好像车轮，我可以把南瓜滚回家去。"

于是，她把南瓜滚回了家。当妈妈看到这个大南瓜的时候，很惊讶："天啊！这么大的南瓜！你是怎么把它带回家来的？"熊猫宝宝自豪地说："我拎不动它，可是我能滚动它啊！"妈妈微笑着说："宝贝真聪明啊！"

A little panda picks up a pumpkin and wants to take it home. But the pumpkin is too big. The panda can't take it home.

Suddenly she sees a bear riding a bike toward her. She watches the bike. "I know! I have a good idea." She jumps and shouts happily, "I can roll a pumpkin. It's like a wheel."

So she rolls the pumpkin to her home. When her mother sees the big pumpkin, she is surprised, "Oh, my God! How can you carry it home?" The little panda answers proudly, "I can't lift it, but I can roll it."Her mother smiles and says,"What a clever baby!"

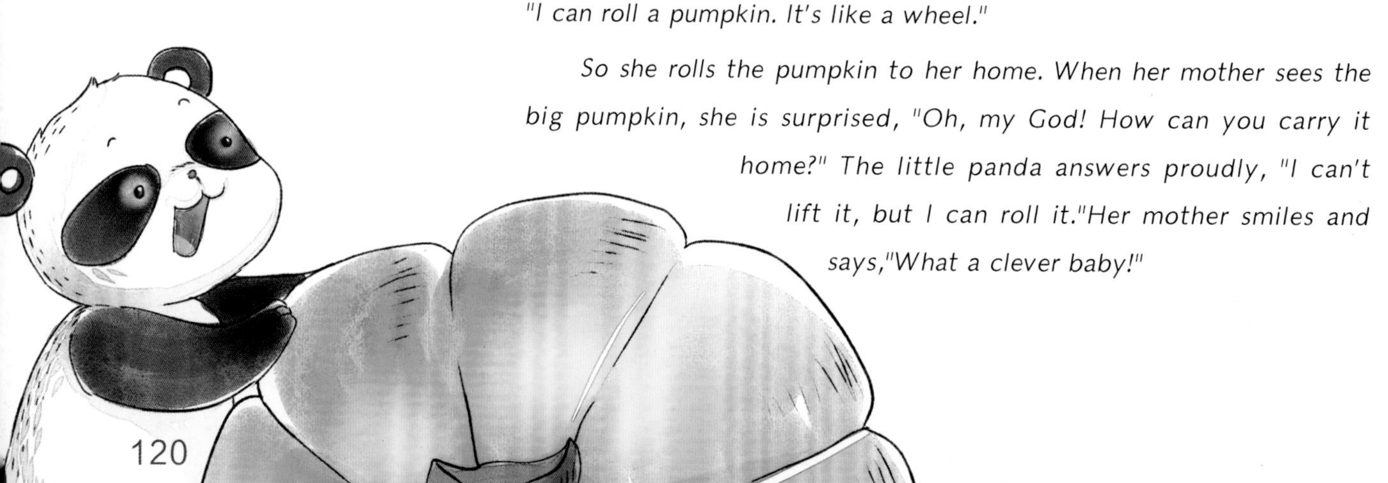

读诗歌：对星星的诺言

每个星星都知道自己的使命，因此每到夜晚都努力地闪烁，才使夜晚变得如此的美丽。妈妈经常把悄悄话告诉小星星，宝宝，你的悄悄话要告诉谁呢？

对星星的承诺

星星睁着眼睛，
挂在黑丝绒上亮晶晶，
你们从上往下望，
看我可纯真？
星星睁着眼睛，
嵌在宁谧的天空闪闪亮，
你们在高处，
说我可善良？
星星睁着眼睛，
睫毛眨不止，
你们为什么有这么多颜色，
有蓝，有红，还有紫？
好奇的小眼睛，
彻夜睁着不睡眠，
玫瑰色的黎明，
为什么要抹掉你们？
星星的小眼睛，
我向你们保证：
你们瞅着我，
我永远，永远纯真。

——加夫列拉·米斯特拉尔（智利）

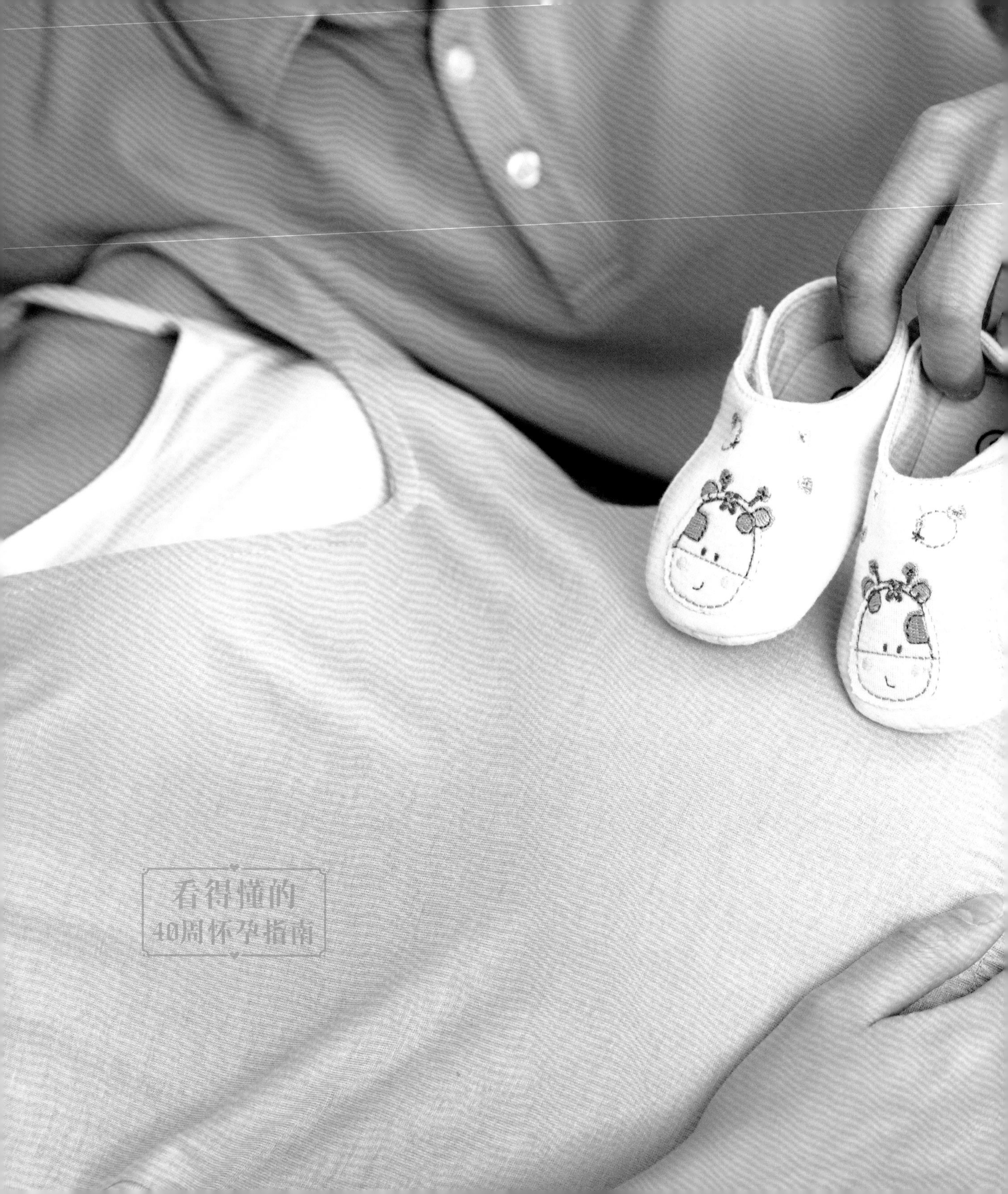
看得懂的
40周怀孕指南

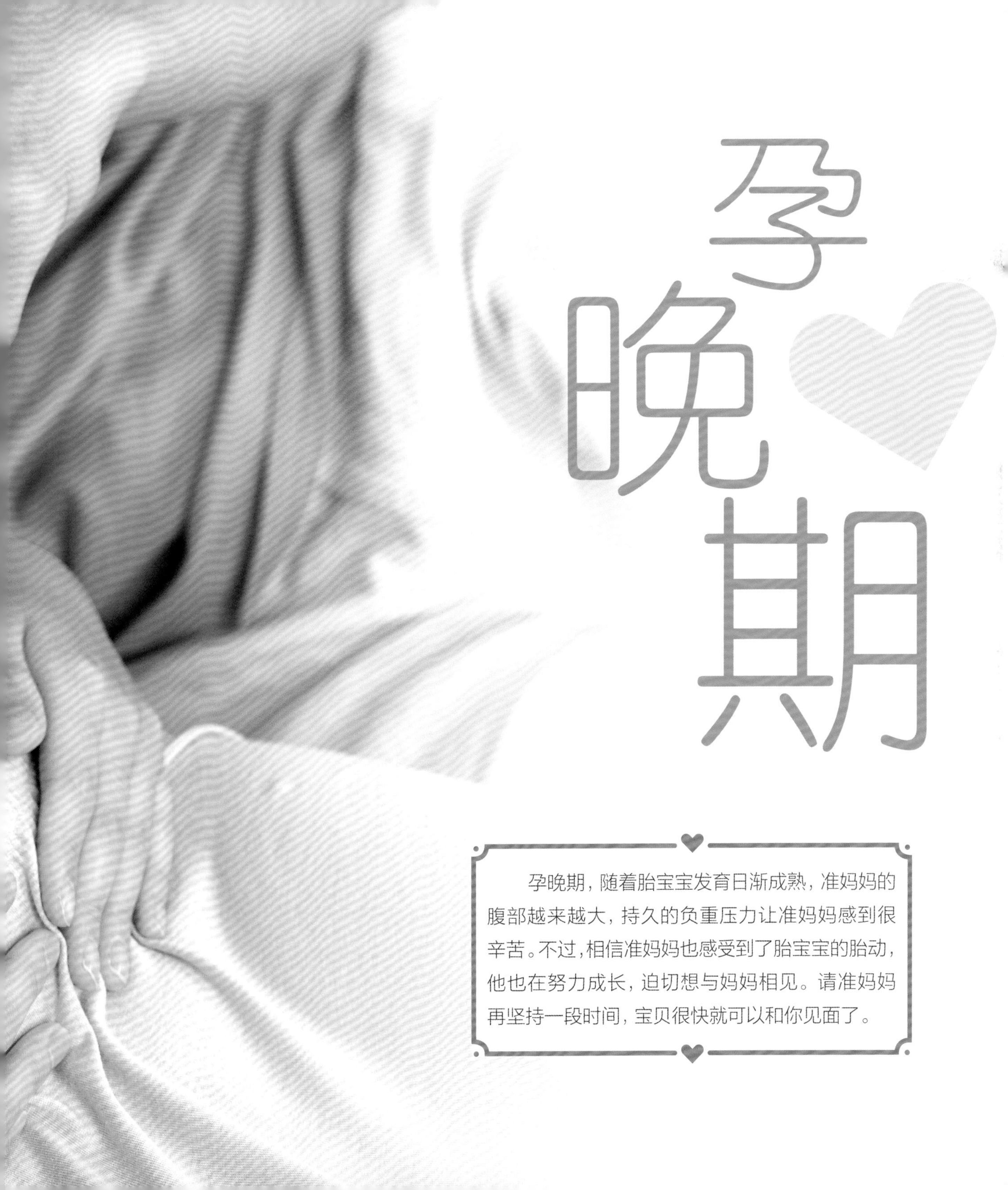

孕晚期

孕晚期，随着胎宝宝发育日渐成熟，准妈妈的腹部越来越大，持久的负重压力让准妈妈感到很辛苦。不过，相信准妈妈也感受到了胎宝宝的胎动，他也在努力成长，迫切想与妈妈相见。请准妈妈再坚持一段时间，宝贝很快就可以和你见面了。

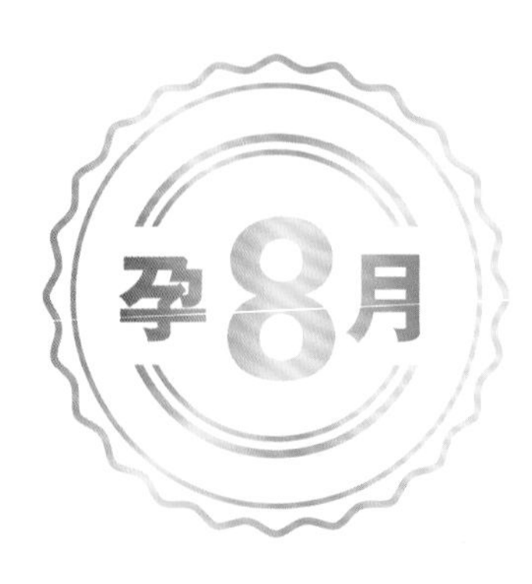

警惕早产

准爸爸需要多关注准妈妈的身体状况，对早产有心理准备。

准妈妈体重不断增加，由于内脏受到子宫的压迫，背部酸痛、便秘、水肿等问题会越来越严重。准妈妈还可能感到喘不上气来，而且发现胎宝宝的胎动次数明显减少，这都是正常的生理变化，无须担心。

此时，准妈妈的子宫几乎被胎宝宝撑满，增大的子宫压迫下腔静脉，阻碍下肢静脉的血液回流，如果长时间站立，会导致下肢静脉或会阴静脉曲张，也会使下肢、腹部和会阴等身体部位水肿。所以，进入孕晚期后，准妈妈不要长时间站立，也不要久坐。

胎宝宝的皮肤颜色变深，大脑体积增大，感觉器官已经发育成熟，能够自行调节体温和呼吸了；而且视觉发育已经相当完善，如果有光透过子宫壁照射进来，胎宝宝会睁开眼睛，并把头扭向光源。胎宝宝在子宫内的活动空间越来越小，大部分会转成头部朝下的胎位，为出生做好准备。

离分娩的时间越来越近，孕晚期的产检频率也越来越高，准妈妈千万不要嫌麻烦，认真对待最后这一阶段的产检，也是保证你和胎宝宝健康的重要前提。

给上班族准妈妈的叮咛

写一份休产假期间的工作交接清单，根据国家有关规定，休产假是准妈妈的基本权利，但是在行使这项权利之前，准妈妈需要做好工作交接，在休产假前一周左右写好清单，并将你的工作内容和流程交代给接替你工作的同事，让其提前进入工作状态，即使你提前生产，需要离开工作岗位，也不会影响工作。

做最棒的准爸爸

决定好坐月子的方式

不论是住月子中心还是在家休养，都需要和妻子一起好好考察一下，主动和妻子沟通，看着哪种方式最适合自己。妻子月子坐得好，产后抑郁的可能性就小。有条件的可以去月子中心，月子中心相对来说更专业，有利于新手妈妈各方面的恢复和小宝宝的健康成长。

熟悉待产医院

准爸爸需要提前到待产医院熟悉环境，抽时间在不同时间段开车到分娩的医院以熟悉下路线，将天气、堵车等情况考虑在内，预估从家到医院的时间，为即将到来的临产做好准备。

统一育儿观念

准爸爸要提前与家中老人统一好育儿观念，避免产后发生矛盾，影响妈妈身体恢复和哺乳。此时的准妈妈精神比较敏感，容易受周围舆论影响，准爸爸要时刻保持警惕，维护准妈妈心情，不要对老人产生依赖，辩证地看待老人的传统育儿观念。

准备好待产包

由于孕 8、9 月都有早产的可能，准爸爸要做好一切准备，包括去医院要带的物品、证件，分娩医院的联系电话、乘车路线和孕期所有检查记录。当准妈妈出现早产征兆，准爸爸就要迅速行动。

孕期营养指导

本月重点补充的营养素

孕 8 月已经进入孕晚期，准妈妈除了延续之前的营养补充方案外，还需要补充卵磷脂、α-亚麻酸等，来帮助胎宝宝大脑、视网膜发育得更加完善。

卵磷脂

卵磷脂能够确保脑细胞的营养输入和代谢物输出，保护脑细胞健康发育。充足的卵磷脂可提高大脑信息传递的速度和准确性，并有增强记忆力的作用。

如果孕期缺乏卵磷脂，准妈妈容易出现心理紧张、反应迟钝、头昏头痛、失眠多梦等症状，同时也会影响胎宝宝的大脑发育。建议准妈妈每日补充 500 毫克卵磷脂。

营养素来源：蛋黄、黄豆、谷类、动物肝脏、鳗鱼、玉米油、葵花子油等。

α－亚麻酸

α-亚麻酸是组成大脑细胞和视网膜细胞的重要物质，能促进胎宝宝脑细胞的生长发育，降低神经管畸形和各种出生缺陷的发生率。

若缺乏 α-亚麻酸，准妈妈会出现睡眠差、烦躁不安、产后乳汁少等情况。对胎宝宝来说，α-亚麻酸摄入不足，会导致发育不良，出生后智力低下、视力不好、抵抗力低等状况。准妈妈每日宜补充 1000 毫克的 α-亚麻酸。

营养素来源：深海鱼、海虾、坚果类、亚麻子油等。

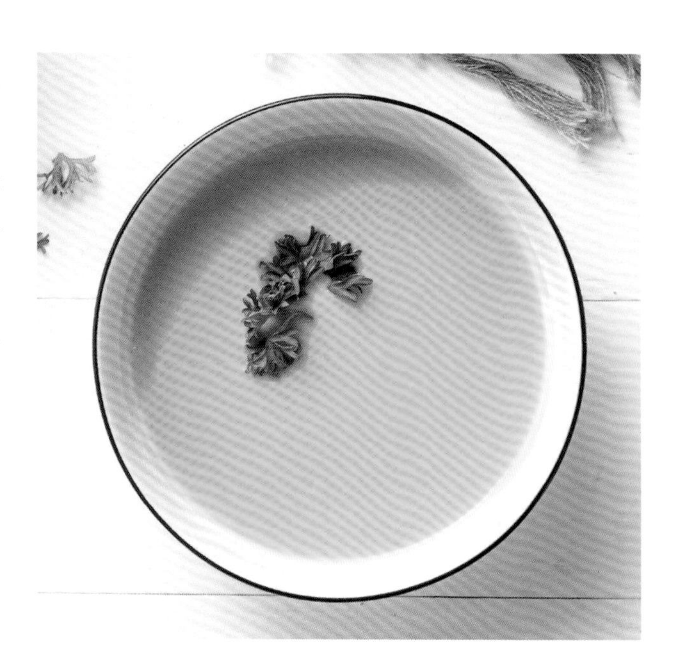

山药蛋黄羹

原料：山药 50 克，鸡蛋 2 个，欧芹适量。

做法：

1. 将山药去皮洗净，切块，打成粉，用水调成山药汁；鸡蛋打散，备用。
2. 山药汁倒入锅内，小火慢煮，并不断用筷子搅拌。
3. 煮沸后，加入鸡蛋液，继续煮熟，盛出用欧芹点缀一下即可。

夜宵不能过量

孕中、晚期，胎宝宝生长得较快，准妈妈消耗的能量大，很容易感觉到饥饿，不少准妈妈会吃夜宵。不过，准妈妈吃夜宵还是有讲究的。

影响睡眠

依照人体生理规律，夜晚是身体休息的时间，吃夜宵容易增加胃肠道的负担，让胃肠道在夜间无法得到充分的休息。有些孕晚期的准妈妈常有失眠的问题，如果再吃夜宵，很可能会影响睡眠质量。

导致肥胖

夜间身体的代谢率会下降，热量消耗也最少，因此容易将多余的热量转化为脂肪堆积起来，造成孕期体重过重的问题，也给产后身材恢复带来难题。

夜宵的选择

宜选择低脂肪且易消化的食物，如水果、粗粮面包、燕麦片、低脂牛奶、豆浆等，最好在睡前 2 小时吃完。要避免食用高油脂、高热量的食物，如油炸食品、比萨、各式零食等。油腻的食物会使消化变慢，加重肠胃负荷，甚至可能影响到次日的食欲。

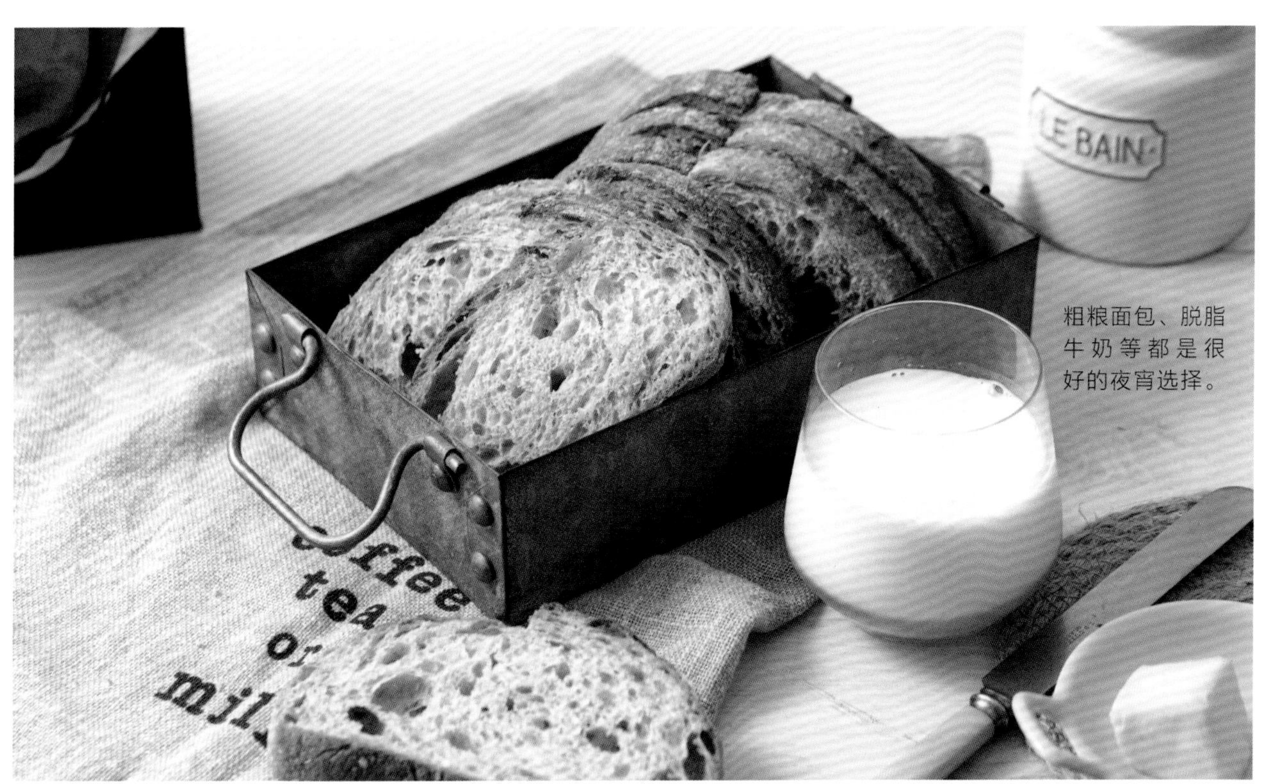

粗粮面包、脱脂牛奶等都是很好的夜宵选择。

孕晚期易出现的症状

准妈妈的变化 这个时候，准妈妈偶尔会觉得肚子一阵阵地发硬、发紧，这是假性宫缩，是这个阶段的正常现象。子宫上缘比肚脐高7.6~10.2厘米，宫高约29厘米。仰卧时，准妈妈可能会感觉到头晕和心慌，如果换成侧卧位，这种感觉就会得以缓解。

胎宝宝的成长 本周，胎宝宝体重已达到1.3千克左右，身长也大约有43厘米，皮下脂肪增多，看起来更圆润了一些。胎宝宝的大脑仍旧持续快速发育，生殖系统的发育也接近完成。

假性宫缩

在孕晚期，准妈妈会感到腹部一阵阵发紧、发硬，这就是“假性宫缩”。这是胎头下降，使子宫下段产生牵拉刺激，从而产生子宫收缩的一种现象。随着预产期的临近，假性宫缩的情况会越来越明显，也越来越频繁，但只要没有其他异常情况，就是正常的。

当频繁出现假性宫缩时，准妈妈最好选择卧床休息，以暂缓症状。另外，准妈妈平时活动过于频繁、精神过度紧张、抚摸肚子过于频繁等都可能造成假性宫缩。

需要注意的是，若存在比较频繁的假性宫缩，很容易造成早产，甚至流产。因此一定要引起重视，平时保证充分休息，放松心情。一旦出现阴道不规则流血现象，应该及时到医院就诊。

> 假性宫缩的特点是出现的时间无规律，程度也时强时弱。越临近分娩，假性宫缩的现象越会频繁。假性宫缩和真性宫缩的区别在于，真性宫缩的到来会有规律，每隔几分钟痛一次，一次持续几十秒或一分钟。

流鼻血

孕期最后 3 个月，大约有 20% 的准妈妈会发生鼻子通气不畅或鼻出血的情况。这是多种激素刺激鼻黏膜，使鼻黏膜血管充血引起的，分娩后会自行消失，不用担心。

轻微泌乳

出现轻微泌乳的准妈妈，要注意乳房的清洁。洗澡时，要注意清洗乳晕和乳头，而后用干净的温毛巾进行热敷。乳头褶皱部位容易堆积和滋生细菌，所以清洗的时候要细致，用柔软干净的小毛巾轻轻擦拭即可，千万不要用力揉搓，以防破损，造成感染。

每次清洗乳晕和乳头后，用热毛巾敷盖乳房，并用手轻轻地按住，将乳房擦净后撒一些爽身粉，并用沾有爽身粉的手指从乳房四周由外向内轻轻按摩几圈，最后用干净的毛巾蘸取温热的水，将乳房上的爽身粉擦拭干净即可。

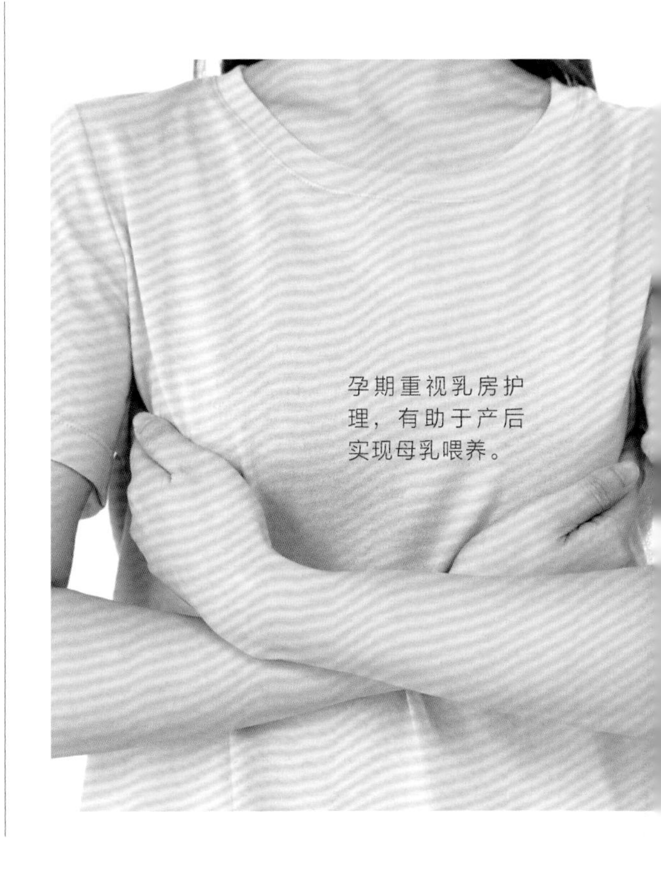

孕期重视乳房护理，有助于产后实现母乳喂养。

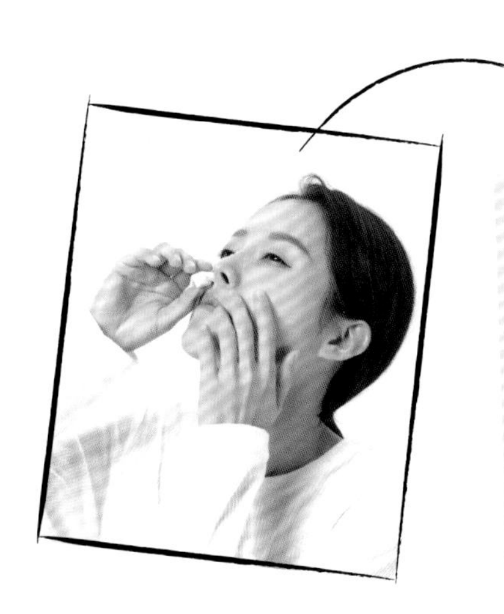

避免流鼻血的方法

少吃辛辣食物，多吃些富含维生素 C、维生素 E 的食物，比如绿叶蔬菜、黄瓜、番茄、苹果、桃子等，以及具有巩固血管壁、增加血管弹性的豆类、蛋类和乳制品等。另外，准妈妈内热较重，天气炎热时更容易流鼻血，因此要尽量保证室内温度适宜，天气太热时要少出门。

第30周 分娩知识提早学

准妈妈的变化 本周，准妈妈的子宫约在肚脐上方 10 厘米处，宫高约 30 厘米。此时，准妈妈会感到身体越发沉重，肚子大得看不到脚，行动越来越吃力；呼吸困难，胃部不适。准妈妈一旦发生不规律宫缩，应立刻停下来休息；如果有条件的话，最好能睡个午觉。

胎宝宝的成长 从现在开始直到出生，胎宝宝体重增加的比率开始出现差异，这是皮下脂肪增加速度不同的缘故。胎宝宝大脑持续迅速发育，脑细胞和神经系统已经发达到一定程度；眼睑开闭更加自如、熟练。

羊水过多或过少

羊水过多

羊水量超过 2000 毫升，就属于羊水过多。羊水过多大都发生在孕晚期，发生的越早越危险。

> 孕期，胎宝宝在子宫中生长发育，周围会有羊水的保护。一般在快要分娩的时候，羊水才会破裂流出。准妈妈想要知道自己体内羊水的量具体是多少，可以通过 B 超的方式来了解。准妈妈通过超声报告中显示的数据，可以掌握羊水指数，这个指数就能够反应羊水的量。

患有妊娠高血压、妊娠糖尿病或怀有双胞胎的准妈妈，容易发生羊水过多。

羊水过多的影响

羊水过多会使胎宝宝在宫腔内呈过于浮动的状态，容易造成胎位不正，分娩时有脐带脱垂的危险。轻度的羊水过多，不需要特别治疗，大多数可以自行调节；如果情况比较严重，应听从医生的指导。

羊水过少

羊水量少于 300 毫升，便属于羊水过少。准妈妈自己通常无法察觉羊水过少，只有在产检时通过 B 超才能发现。

羊水过少的影响

孕中、晚期羊水过少，会导致子宫四周的压力直接作用于胎宝宝，引起胎宝宝发育不良等诸多问题，严重的还可导致胎儿宫内窘迫、新生儿窒息等。孕晚期准妈妈更要按时产检，及时发现羊水问题。如果羊水只是稍稍不足，准妈妈可通过增加水分摄入量来缓解。

大龄准妈妈要注意

大部分医生认为，大龄准妈妈自孕 32 周以后就不宜再工作。这时，准妈妈的心脏、肺及其他重要器官必须更辛苦地运作，而且隆起的腹部对脊柱、关节和肌肉造成的负担比以往更重，此时应尽可能让身体休息。

住院时间应根据医生的建议来定。过早住院，会让准妈妈和家人无形中都产生不必要的心理压力，造成产程过长等问题。但是如果入院太晚，准妈妈情况急迫，也可能给自身及胎宝宝带来风险。

为分娩做准备

进入孕晚期以后，准妈妈子宫变大，各器官、系统的负担也接近高峰，此时准妈妈心理上的压力也是比较大的。为了更好地迎接分娩，需要提前做好知识储备。

准爸爸可以陪同准妈妈一起上孕期课程，专门学习有关分娩的医学知识和分娩时的配合方法；也可以多和过来人交流，这对有效地减轻准妈妈心理压力，解除其思想负担，以及做好孕期保健均大有帮助。

分娩的准备包括孕晚期的健康检查、心理上的准备和物质上的准备。一切准备的目的都是母婴平安，因此，准备的过程对准妈妈来说也是一种安慰。

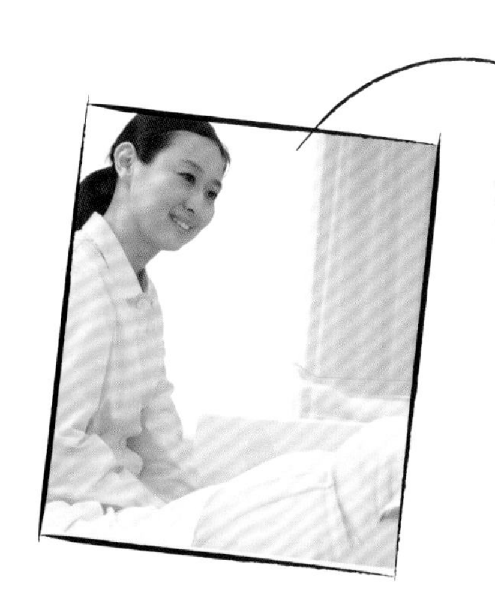

选择分娩方式

分娩方式的选择跟准妈妈的年龄有关系，但并不绝对。剖宫产相比自然分娩更容易产生并发症，比如感染、伤口发炎等，而且产后恢复所需要的时间也比自然分娩长。大龄准妈妈如果一切都正常，还是倡导采取自然分娩的方式。正确的做法是，在临近分娩前与医生沟通好自己的分娩方式，以免到时措手不及。

第 31 周 让自己平静下来

准妈妈的变化 这时，子宫底已上升到了横膈膜处，准妈妈会感到呼吸越发困难，喘不上气来；吃下食物后也总是觉得胃里不舒服。再过 3 周，胎宝宝的头部将开始下降，进入骨盆，到达子宫颈，这是在为即将到来的分娩做准备。那时，准妈妈会觉得呼吸和进食舒畅多了。

胎宝宝的成长 胎宝宝的体重达到 1.8 千克左右，皮下脂肪更加丰富，皮肤上的褶皱变少了；身体和四肢继续长大，头部和身体的比例更加合理。这时，胎宝宝的各个器官继续发育完善。

缓解疲劳程度的日常姿势

站：准妈妈在站立时，要两脚平行，稍稍分开一些，把重心放在脚心上，还可以用双手扶住腰部，以减轻腰腹的负担。

在日常生活中，准妈妈的行、走、坐、卧都应尽可能地保证自身的舒适感。正确的姿势不仅可以达到这一目的，还可以将自身的疲劳程度大幅降低。

走：准妈妈在行走时，要注意骨盆稍稍向前倾，抬起上半身，肩膀稍向后，下腭内敛，挺胸收臀，腹部突出，以保持整个身体的平衡。走的时候不要太急，步子要稳。

卧：准妈妈躺着时，可以在腿下垫一个枕头，使身体放松。这样有助于消除肌肉紧张感，解除疲劳，腿部的水肿也能得到很好的缓解。

坐：最好选择带靠背的椅子，要完全坐在椅子上，上半身伸直，舒舒服服地靠在椅背上。

吃些让心情变好的水果

香蕉：可向大脑提供一种重要的物质——酪氨酸，促进人体精力充沛、注意力集中，并对提高创造力有一定帮助。此外，香蕉中还含有可使神经“坚强”的色氨酸，形成一种叫作“满足激素”的血清素，更易使人产生幸福感。

柑橘：具有浓甜清香、营养丰富的特点。尤其含有大量的维生素 C，每 100 克柑橘果肉中含 34~54 毫克维生素 C，每天一个柑橘就可以满足准妈妈对维生素 C 的需求。三餐之间喝一杯清甜略酸的柑橘汁，不仅能缓解呕吐不适，心情也会随之变好。

室内宜静不宜吵

妊娠期间，理想的声音环境是 30~40 分贝，一旦超出 50 分贝就可能会影响准妈妈的情绪。如果周围声音过大，会让准妈妈烦躁不安、紧张、易怒，这些不良情绪会刺激肾上腺素的分泌，不利于胎宝宝发育。

如果准妈妈在噪声环境中待得太久，可能会出现耳鸣、失眠、头疼、头晕、食欲不振、全身乏力等症状，甚至还会影响胎宝宝的听觉发育和脑神经发育。

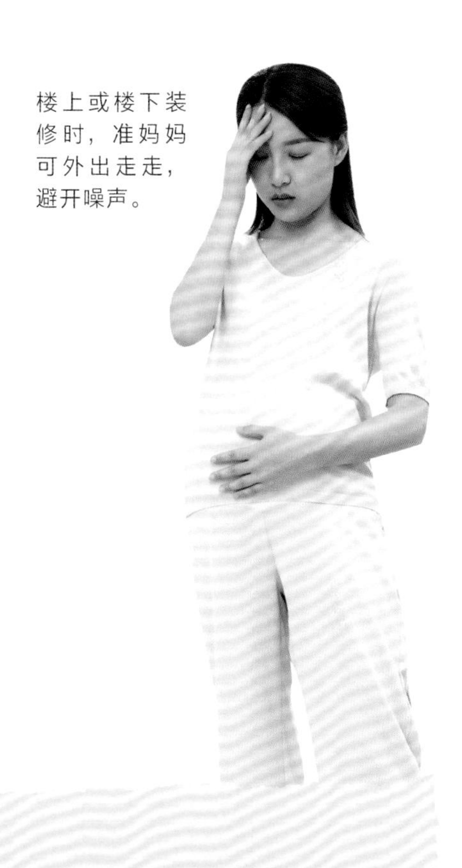

楼上或楼下装修时，准妈妈可外出走走，避开噪声。

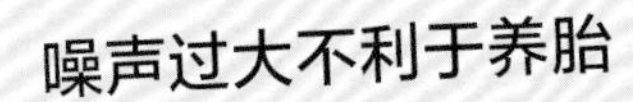

噪声过大不利于养胎

居家环境噪声过大，不利于准妈妈养胎。准妈妈所处的室内应避免大声吵闹，以免影响心情，准爸爸要尽量为准妈妈营造一个舒适、安静的居家环境，让准妈妈能够安心养胎。

孕晚期产检注意事项

准妈妈的变化 这个月准妈妈的体重增加了 1.3~1.8 千克，在孕晚期，体重每周增加 0.5 千克也算正常。这时，妈妈会感到很疲惫，食欲因胃部不适也有所下降，阴道分泌物增多，排尿次数也增多了。

胎宝宝的成长 胎宝宝生长发育得相当快，正在为出生做最后冲刺。本周，胎宝宝的体重可达 2 千克，皮肤变得粉嫩而光滑；肺和肠胃功能接近成熟，已具备呼吸能力，并能分泌消化液；脚趾甲也全部长出来了。

骨盆测量

本月的产检除了常规的体重检查、血压检查、尿常规、胎心监护和 B 超检查等，还会进行骨盆检查与测量，目的是为分娩做准备，骨盆狭小或畸形骨盆者可选择剖宫产的分娩方式。

骨盆内测量虽有些疼，但检查时准妈妈还是应该放松，避免因疼痛而喊叫，也不要抬高臀部，以免增加检查的难度，给自身带来更多疼痛。身心的放松会减轻检查时产生的不适感，也会让检查尽快结束。如果检查结果显示准妈妈骨盆过于狭窄或畸形，医生会建议选择剖宫产。

医生会先为准妈妈进行骨盆外测量，如果骨盆外测量各径线或某些径线结果异常，会在孕晚期进行骨盆内测量，并根据胎宝宝大小、胎位、产力等建议分娩方式。

骨盆内测量是医生将食指和中指伸到准妈妈的骨盆内，摸准妈妈的骶骨结节，有些准妈妈会感到不舒服，甚至疼痛。

产检和分娩时都不可避免地遇到男医生，准妈妈和家人要用平常的心态来对待。医生自走进医学院开始，所受的教育就是摒弃性别、年龄、身份，全心全意为患者服务。准妈妈和家人如实在不能接受，也要以平和的心态要求换医生，避免言语和肢体冲突。

脐带绕颈没那么可怕

脐带绕颈是胎宝宝的常见现象，大约有20%的胎宝宝生的时候会出现脐带绕颈的情况，很多胎宝宝绕了1圈甚至3圈，但并没有影响其出生后的健康。通常，只要不是绕得太紧，都不会发生危险。但如果缠绕得太紧，会影响胎宝宝的血液循环，严重的会造成宫内窘迫。

准妈妈可以通过数胎动来发现脐带绕颈是否造成胎宝宝发育异常。如果突然发生激烈的大量胎动，要赶紧到医院检查；如果胎动过少，也应及时去医院检查。

羊水过多或过少、胎位不正的准妈妈更要做好产前检查，通过胎心监测和超声检查等间接方法判断脐带的情况。如果确诊胎宝宝脐带绕颈，准妈妈要注意减少震动，保持睡眠左侧卧位。

剖宫产二胎妈妈需注意

第一次剖宫产术后再怀孕的准妈妈，第二次分娩有80%的概率剖宫产，这样比自然分娩更安全。只要胎宝宝发育成熟，便可进行剖宫产手术，不必非等到临产才做。

剖宫产后再怀孕的准妈妈，其子宫上有恢复产生的瘢痕，会比其他位置脆弱，因此必须注意预防瘢痕处裂开，不能让其受到挤压。

孕晚期日常生活中，准妈妈要避开人群，做家务要适当，睡眠建议采取侧卧位，运动应有节制，避免腹部受到挤压或撞击。

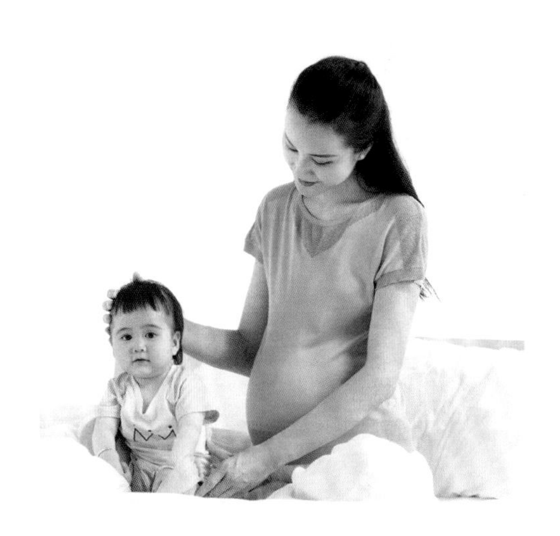

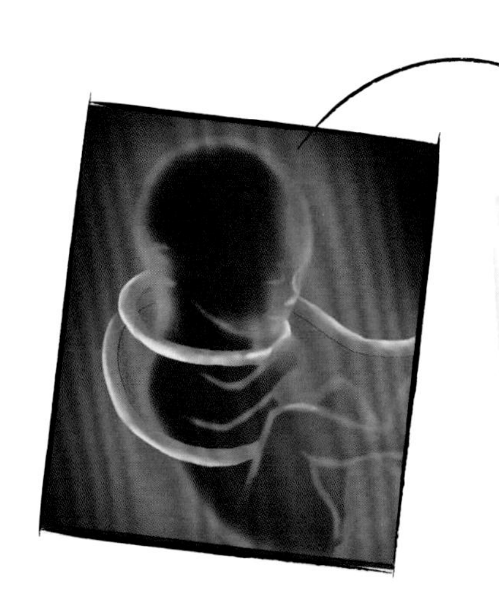

不要自行纠正脐带绕颈

准妈妈千万不可以通过锻炼来自行纠正脐带绕颈，因为胎宝宝一直是动的，所以才会有脐带绕颈，但是也有可能通过胎动又绕开。自我锻炼纠正是很危险的行为，千万不能乱来。

一起来胎教

讲故事：鲤鱼跳龙门

宝宝，妈妈知道你也很辛苦，你也在寻找与妈妈见面的方法。爸爸一直在我们身边，我们是幸福的一家人，跨过这道门，大手小手就能紧紧地握在一起了。

很早很早以前，龙门还未凿开，伊水河流到这里，被龙门山挡住了，就在山南积聚成了一个大湖。

居住在黄河里的鲤鱼听说龙门风光好，都想去观光。它们从黄河出发，通过洛河，又顺伊水河来到龙门水溅口的地方，但龙门山上无水路，上不去，它们只好聚在龙门的北山脚下。

“我有个主意，咱们跳过这龙门山怎么样？”一条大红鲤鱼对大家说。“那么高，怎么跳啊？”“跳不好会摔下去的！”伙伴们七嘴八舌，拿不定主意。

大红鲤鱼便自告奋勇地说：“我先跳，试一试。”只见它从半里外就使出全身力量，像离弦的箭，纵身一跃，一下子跳到云里，带动着空中的云和雨往前走。这时，一团天火从身后追来，烧掉了它的尾巴。山北的鲤鱼们见此情景，一个个被吓得缩在一块，不敢再去冒这个险了。

大红鲤鱼忍着疼痛，继续朝前飞跃，终于越过龙门山，落到山南的湖水中，一眨眼就变成了一条巨龙。它升到空中，对着其他鲤鱼说：“不要怕，我就是你们的伙伴大红鲤鱼，因为我跳过了龙门，就变成了龙，你们也要勇敢地跳呀！”鲤鱼们听了这些话，受到鼓舞，不断努力尝试，终于也一个个跳过了龙门山，化身成龙了。

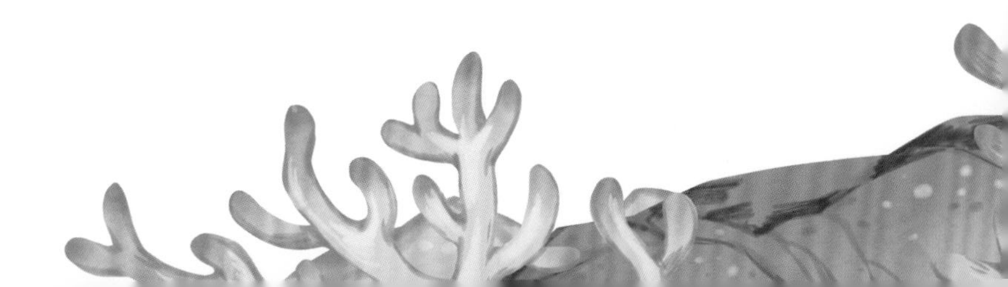

国学启蒙：诗中稚子

天真烂漫、机灵聪慧、调皮活泼、好奇争胜、礼貌热心……用多少词汇也形容不完孩童的纯洁与稚气。准妈妈快来感受一下古诗中所描写的可爱孩童吧。

牧童

牧童骑黄牛，
歌声震林樾。
意欲捕鸣蝉，
忽然闭口立。
——袁枚（清）

村居

草长莺飞二月天，
拂堤杨柳醉春烟。
儿童散学归来早，
忙趁东风放纸鸢。
——高鼎（清）

宿新市徐公店

篱落疏疏一径深，
树头花落未成阴。
儿童急走追黄蝶，
飞入菜花无处寻。
——杨万里（宋）

寻隐者不遇

松下问童子，
言师采药去。
只在此山中，
云深不知处。
——贾岛（唐）

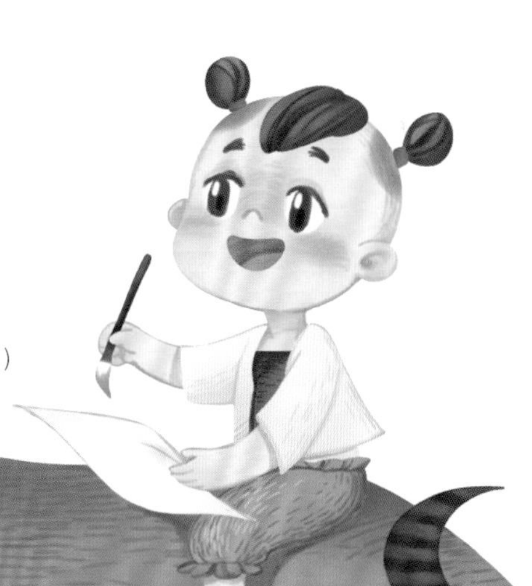

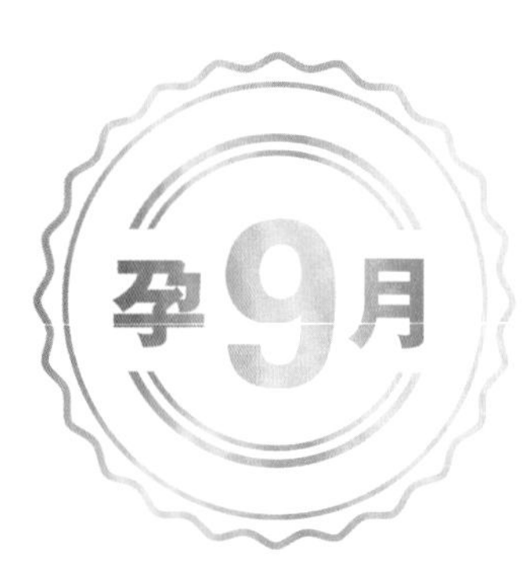

做好待产准备

给新生宝宝的小衣服小鞋子也要开始准备啦。

到本月末，大多数胎宝宝的头已经降入骨盆，开始压迫子宫颈了。准妈妈喘不过气的症状减轻了，但是下肢水肿和尿频问题可能更加严重；子宫壁逐渐变薄，常常能看到胎宝宝的手脚、肘部在腹部突显的样子；下腹部坠胀感出现，行动也越来越不便。

到了这个月，准妈妈不可避免地会有疲惫感，有时甚至会觉得一整天都很疲倦。所以，准妈妈要保持生活规律，保证足够的睡眠和休息，不要等到感觉疲倦了才想到去休息。

胎宝宝身上的胎毛逐渐消退，露出粉红色的皮肤，圆滚滚的。小手小脚上，柔软的指甲已经长到手指和脚趾的顶端了。此时的胎宝宝只有小部分身体功能尚未完全发育成熟，不过内脏的功能已趋于完善，可以适应子宫外的生活了。

如果是个男孩，他的睾丸很可能已经从腹腔降入了阴囊，但是也有的胎宝宝一个或两个睾丸在出生后当天才降入阴囊，准妈妈别担心，绝大多数的男孩都会是正常的。如果是个女孩，她的大阴唇已明显隆起，左右紧贴。这说明胎宝宝的生殖器官发育也接近成熟。

• 给上班族准妈妈的叮咛 •

视情况申请产假，通常准妈妈可享受 98 天产假（每个地区的产假规定略有不同，请按照当地政策执行）。如果准妈妈怀的是多胞胎，每多生育 1 个宝宝可以增加 15 天产假；剖宫产可增加 15 天产假。休产假期间，在身体允许的情况下，准妈妈可以与同事多联系，了解工作进展。与上级领导和同事多交流，并表达感谢，因为在准妈妈休假期间，每个人多多少少都承担了些准妈妈原本的工作。

做最棒的准爸爸

与家中大宝做沟通

二胎准爸爸在照顾准妈妈的同时，也要协调好准妈妈入院后，家中大宝的衣食住行和心理情绪，请家人代为照看或请月嫂帮忙照顾，务必安排好家中事务，避免准妈妈入院后，家中一团糟，使准妈妈分心。

准备待产用品、证件

协助准妈妈准备住院必备生活用品，如准妈妈换洗的衣物、卫生用品、洗漱用品，宝宝的衣物、包被、尿布、小毛巾等，以及医院需要的相关待产资料，如准妈妈身份证、准生证、医保卡、孕期检查档案等。在准备这些物品和证件时，如果准爸爸能参与进来，不仅能起到积极帮助的作用，还能享受到养育孩子的成就感。

为准妈妈打气

第一次生孩子，准妈妈都是非常紧张又害怕的。这时候，准爸爸要为妻子分娩做好全面的准备，帮助妻子消除恐惧心理；保证准妈妈的营养和休息，为分娩积蓄能量；做好家庭监护，以防早产。

请教有经验的朋友

准爸爸可以向有着顺利分娩经验的人请教，并把这些信息告诉妻子，还可以常和她一起畅想有宝宝后的幸福生活，用精神上的美好想象来克服准妈妈的焦虑和不安。

孕期营养指导

本月重点补充的营养素

孕 9 月，准妈妈要考虑生产后自身及新生儿的营养需要，适量补充维生素 E 及维生素 K。

维生素 E

维生素 E，又称“血管清道夫”，是一种很强的抗氧化物，能够抑制脂肪酸的氧化，对心脏及血管的健康尤其重要，对眼睛也有很好的保护作用。维生素 E 对于准妈妈有保胎、安胎、预防流产的功效。维生素 E 还在血液制造过程中担任辅酶的作用，若缺乏会使准妈妈造血功能受损，易发生贫血。建议准妈妈每天摄入维生素 E10 毫克左右。

营养素来源：玉米油、花生油、核桃、葵花子、松子、菠菜、南瓜、西蓝花、蛋类、奶类、动物肝脏、豆类。

维生素 K

维生素 K 是一种脂溶性维生素，能加快血液的凝固速度，减少出血量，降低新生儿出血性疾病的发病率，还能预防痔疮及内出血等。

维生素 K 还会影响某些与骨质形成有关的蛋白质的吸收。孕期如果缺乏维生素 K，可能会引起准妈妈和胎宝宝骨质疏松症或骨软化症的发生。准妈妈维生素 K 每日摄入量在 120 微克即可。

营养素来源：菠菜、菜花、莴笋、萝卜、菜籽油、乳酪、蛋黄、动物肝脏等。

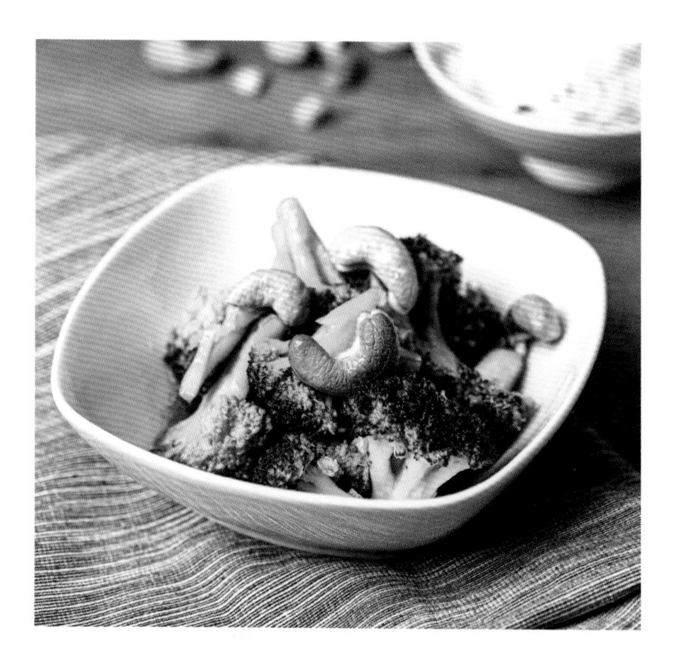

腰果西蓝花

原料：西蓝花 200 克，腰果 50 克，油、盐各适量。

做法：

1. 将西蓝花洗净，掰成小朵。
2. 锅内加水烧开，放入西蓝花焯熟，捞出。
3. 锅内放油烧热，放入西蓝花煸炒，再加入腰果略炒，出锅前加盐调味即可。

双胞胎及多胞胎准妈妈的注意事项

身怀双胞胎是多么令人羡慕的一件事啊，但准妈妈却可能因为同时要承担两个胎宝宝的生长发育而倍加辛苦，因此在日常饮食和产检方面都要更加留心。

产检频次更高

怀有双胞胎及多胞胎的准妈妈，产检的时间和次数跟单胎准妈妈不一样，其羊水、胎盘及胎宝宝发育情况更为复杂，孕期较单胎准妈妈发生意外情况的风险增加，所以检查频率较单胎高。准妈妈要根据医生的嘱咐按时检查，以便及时发现异常，提高安全性。

营养摄入要更多

因为腹中有两个胎宝宝在生长发育，所以准妈妈需要更多的热量来满足需要。尤其是到孕中期及孕晚期，胎宝宝发育迅速，对营养物质的需求增多，如此时营养摄取不足，准妈妈很容易出现贫血、缺钙等症状，也会导致胎宝宝发育不良。因此，双胞胎及多胞胎准妈妈要比单胎准妈妈摄入更多的蛋白质、维生素和矿物质，多吃鱼、鸡蛋、牛奶、瘦肉及豆制品、水果、蔬菜等，必要时可在医生指导下服用营养补充剂。

预防早产

因双胞胎及多胞胎妊娠子宫过度膨胀，易发生早产，需要提前 4 周做好分娩前的准备工作。由于妊娠的并发症，尤其是妊高征的发生率比较高，从母子安全角度考虑，应在预产期即住院待产，以免发生早产或其他不测。

双胞胎及多胞胎正常情况下可以自然分娩，通常每次只出生一个胎儿，下一个胎儿间隔一小时左右出生。由于胎儿体形较单胞胎小一些，分娩反而更加容易些。通常情况下，第一个胎儿会顺产，即头朝下进入产道；第二个方向相反，会屁股朝下，或者双脚先出来。

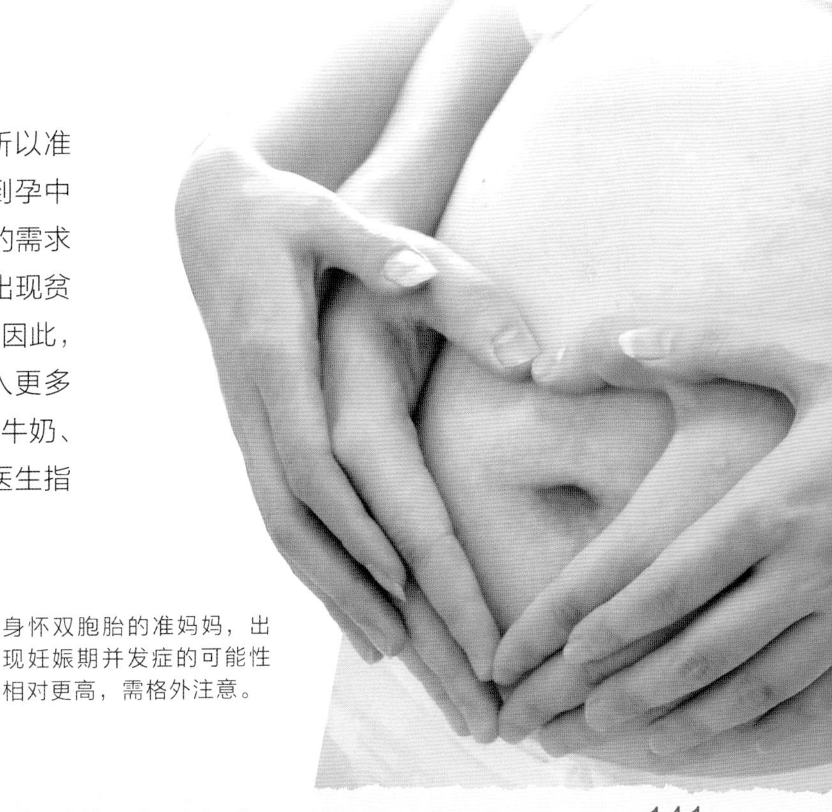

身怀双胞胎的准妈妈，出现妊娠期并发症的可能性相对更高，需格外注意。

为宝宝的到来做准备

准妈妈的变化 准妈妈现在会感到尿意频繁，这是由于胎头下降，压迫膀胱的缘故。你还会感到骨盆和耻骨联合处酸疼不适，不规律宫缩的次数增多，这些都标志着胎宝宝在逐渐下降。沉重的腹部使你更加懒于行动，更易疲惫，但还是要注意适当活动。

胎宝宝的成长 本周，胎宝宝身长达到 48 厘米左右，体重达到 2.2 千克左右；呼吸系统和消化系统发育接近成熟。在接下来的一个多月，胎宝宝的头会下降至骨盆，为分娩做好准备。

待产包清单

到了孕晚期，宝宝随时可能出生，所以准妈妈至少要比预产期提前一个月准备好待产包，随时准备迎接小生命的降临。

妈妈用品	洗漱类	牙膏、牙刷、漱口水、漱口杯、洗面奶、小脸盆 1 个、毛巾 4 条（毛巾可以根据实际情况改用一次性用品）
	护肤类	润肤霜、护手霜、爽身粉等
	衣物类	大号棉内裤 3 条、哺乳胸罩 2 件、防溢乳垫若干、便于哺乳的前扣式睡衣 2 套、束腹带 1 条、保暖拖鞋 1 双
	卫生类	准妈妈垫巾、特殊或加长加大卫生巾、面巾纸、清洁湿巾等
	餐具类	水杯、汤匙、饭盆、筷子、吸管等
	食品类	巧克力、饼干、牛奶、酸奶等
宝宝用品	喂养类	奶瓶、奶瓶刷、配方奶、小勺、吸奶器等
	衣物类	“和尚领”内衣 2 件、连体服 2 件、护脐带 2 条、小袜子 2~3 双、宝宝帽 1~2 顶、出院时穿的衣服和抱被、防风提篮等
	护肤类	宝宝爽身粉、宝宝护臀霜、宝宝湿巾、最小号纸尿裤、隔尿垫、宝宝专用棉签等
其他用品	医疗文件类	夫妻双方身份证、医疗保险卡、有关病历等

科学布置宝宝房

温度适宜

宝宝房应选择有充足阳光、通风好、清洁、安静的房间。新生儿体温调节中枢尚未发育成熟，体温变化容易受到外界影响，室内温度太高或太低对新生儿的健康都不利，建议室内温度保持在 18~22℃为宜。

湿度适宜

空气过于干燥会使新生儿呼吸道黏膜变干，抵抗力下降，诱发呼吸道感染，所以室内要保持一定湿度，一般在 50%~60% 为宜。天气干燥时，室内可以使用加湿器，但注意加湿器内要使用纯净水，避免污染。

分娩医院怎么选

医院的实力和口碑

考察一家医院的实力和口碑，最好的办法是提前到医院了解一下情况，再听听“过来人”怎么说。医生的临床经验、产房的环境等，最好都提前加以了解。

离家的远近

医院如果离家太远，会给家人照顾产妇和宝宝带来很多困难。分娩时，车子能否很方便地抵达医院，也是要考虑的问题。在做选择之前，准爸爸可以开车从家到医院了解下路况，预估路程所用的时间。

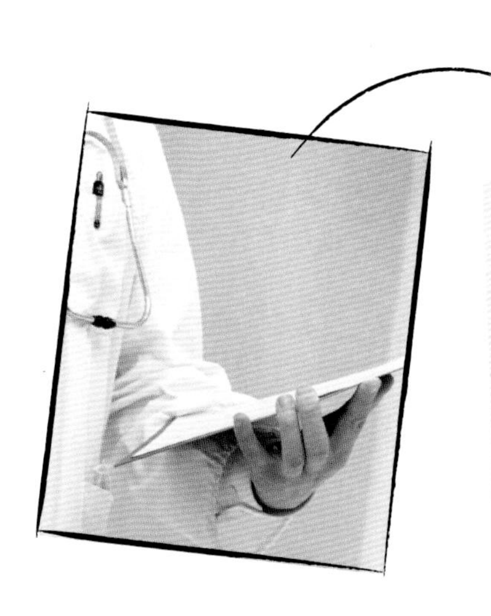

剖宫产率也是重要因素

对于孕期检查一切正常，想要自然分娩的准妈妈，在最后确定分娩医院时一定要优先考虑剖宫产率低的医院，这可以从侧面证明该医院的自然分娩临床经验比较成熟。另外，想要采取无痛分娩的准妈妈，也要提前到医院联系，确认是否可以提供无痛分娩服务。

第34周 运动减少疼痛和孕期尴尬

准妈妈的变化 如果你是一胎准妈妈，那么这时胎宝宝的头部大多已降入骨盆，紧压在你的子宫颈口。而二胎胎宝宝入盆时间会晚一些，有的胎宝宝在分娩前才会入盆。

胎宝宝的成长 本周，胎宝宝体重达 2.3 千克左右，大多数胎宝宝的头部已进入骨盆。本周的胎宝宝大多数时间都在沉睡，大脑仍旧在飞速发育。

缓解坐骨神经痛

到了孕晚期，胎宝宝的重量会给准妈妈的背部带来压力，且挤压坐骨神经，从而使自腰部至腿的位置产生强烈的刺痛感。同时，子宫不断增大，进而压迫下腔静脉，使静脉回流不畅、水分潴留在下肢，引起下肢凹陷性水肿，进而压迫坐骨神经，导致疼痛产生。

一般情况下，准妈妈的坐骨神经痛在分娩之后就会自愈。如果采用以上方法还不能减轻疼痛，且疼痛的程度已经影响到日常生活和休息，就要到医院进行局部镇痛治疗。

准妈妈应避免过度疲劳，常休息，穿合脚的平底鞋；平躺时将腿部略微架高，使静脉回流增加；睡觉时左侧卧，并在两腿膝盖间夹一个枕头，以增加流向子宫的血液。同时，不要以同一种姿势站着或坐着太长时间。

游泳和瑜伽都可以减轻身体对坐骨神经的压力，准妈妈可以每周尝试 1~2 次。准妈妈还可以做做局部热敷，用热毛巾或热水袋敷半小时，增加血液循环，从而减轻疼痛感。

做做分娩准备训练

分娩准备训练可以帮助准妈妈消除分娩时的紧张情绪，缓解肌肉的紧张感，准妈妈有时间的时候应多做练习。

- 浅呼吸，解除腹部的紧张感。准妈妈半卧，嘴微微张开，进行吸气和呼气动作，呼气与吸气之间要间隔相等时间，保持轻而浅的呼吸。

- 短促呼吸，集中腹部力量。准妈妈仰卧平躺，双手握在一起，集中体力连续做几次短促呼吸，这时候会感到身体的力量都集中到了腹部，借助这种力量可以使胎宝宝的头慢慢娩出。

- 肌肉松弛法。准妈妈仰卧平躺，肘关节和膝关节用力弯曲，接着伸直并放松。

不过，以上训练因人而异，如果准妈妈觉得不适，一定要立即停止运动。

缓解漏尿尴尬

怀孕期间，准妈妈加强盆底肌肉力量锻炼，对缓解骨盆疼痛及帮助顺利自然分娩都很重要，平时有时间要多加练习。

准妈妈先站稳，一只手扶在一个固定位置，双脚呈外八字形站立，然后直立下蹲，膝盖大幅弯曲，用大腿、臀部和手臂的力量帮助自己重新站立起来。

另一个练习盆底肌肉的办法是“憋尿”，可以尝试在排尿时随意停止几次，每天在家练习 3~4 次，每次收缩与放松 10 次左右，慢慢熟练之后，可加大练习量。

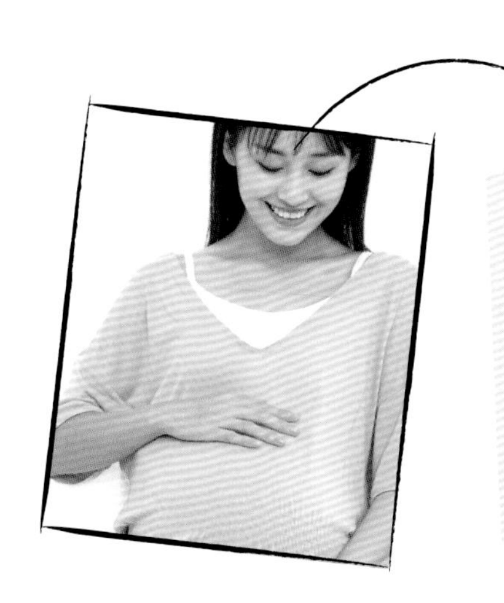

缓解漏尿小妙招

准妈妈不要多度担心，漏尿的现象会在生完宝宝之后慢慢消失。准妈妈可以使用卫生护垫解决漏尿尴尬，但护垫每两个小时要更换一次，以防止细菌滋生。想要咳嗽或打喷嚏时，准妈妈张开嘴巴可减轻对横膈膜的压迫，缓解漏尿的状况。

分娩没有想象中那么可怕

准妈妈的变化 由于胎宝宝增大，并且逐渐下降，很多准妈妈此时会觉得腹坠腰酸，骨盆后部附近的肌肉和韧带变得麻木，甚至有一种牵拉式的疼痛感，使行动变得更为艰难。日益临近的分娩会使准妈妈感到忐忑不安甚至有些紧张，和丈夫、朋友或自己的妈妈聊一聊，也许可以稍稍缓解一下内心的压力。

胎宝宝的成长 本周的胎宝宝身长达到了 50 厘米左右，体重达到了 2.5 千克左右。现在的胎宝宝从头发到脚趾甲的发育基本完成，肾脏、肝脏已经工作了一段时间。

分娩痛受心理因素影响

分娩的疼痛主要来自于子宫的收缩，分娩的过程就是依靠子宫的收缩力，把胎宝宝从子宫和产道中推出来的过程。随着准妈妈的阵痛，胎宝宝一点点向外移动。其实，胎宝宝从准妈妈体内娩出的路程大约有 10 厘米，但每一步前进都是靠着准妈妈的阵痛来完成的。

分娩过程中的子宫收缩，能使胎宝宝肺部得到锻炼，利于肺泡扩张，出生后发生呼吸系统疾病的概率降低。子宫的收缩和产道的挤压作用，使胎宝宝呼吸道内的羊水和黏液被排挤出来，降低了新生儿窒息和新生儿肺炎的发生率。

分娩虽痛，但一部分疼痛感来自于心理作用，越害怕疼痛，越会放大疼痛，在身体感受上也就越疼。紧张、焦虑、恐惧等心理因素会引起体内一系列神经内分泌反应，使疼痛的感觉加剧。

准妈妈也可以尝试无痛分娩，这已经是一项简便易行、安全成熟的技术，在维护产妇及胎儿安全的原则下，通过正确用药，不影响子宫规律收缩，即可阻断分娩时痛觉神经的传递，从而达到减轻分娩痛苦的目的，对母子都无不良影响。

胎盘前置先别急

并不是所有的胎盘前置都有症状，少数准妈妈没有出血或其他任何不适的症状，只是在怀孕后期医院产检时进行例行的超声波检查才会发现。

大部分胎盘前置的准妈妈是在怀孕 32 周后出现出血的症状，此种出血症状是属于无痛性的阴道出血。因此，怀孕期间如有不明原因的出血，都应该就医检查，确认原因。另外，已经诊断出胎盘前置的准妈妈，更要留意身体的状况，如果有出血、腹痛、阵痛等问题，要第一时间赶往医院。

给心情减压

第一次分娩的准妈妈通常会感到压力巨大，担心面对剧烈的分娩疼痛，担心超过预产期而产生意外……焦虑、紧张是这个时期普遍的心理特征。用对方法，自我调适，跟压力说“拜拜”。

- 积极倾诉：把自己的压力与担忧说出来，让情绪找到出口。
- 相信自己：告诉自己，我是一个勇敢的妈妈，无论什么困难都吓不退。
- 转移注意力：把时间精力多放在自己感兴趣的事情上。

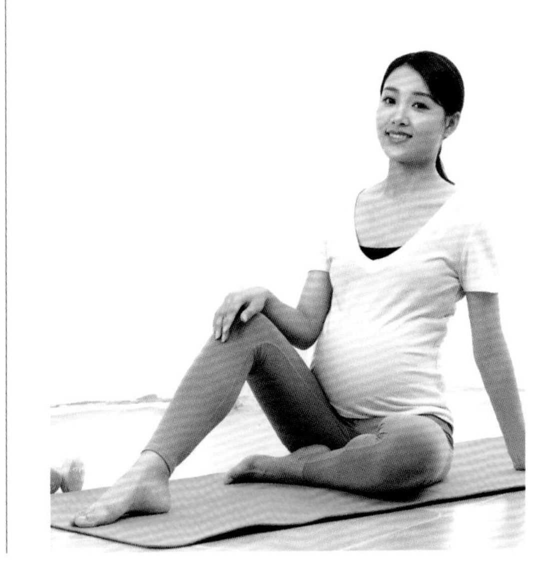

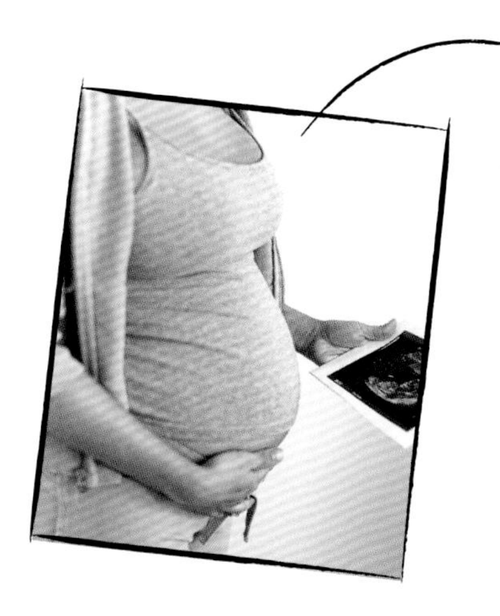

胎盘前置怎么办

确诊胎盘前置的准妈妈要绝对卧床休息，以防活动引起出血；以侧卧位为宜，可以改善胎盘的血液供给；摄取富含蛋白质、维生素丰富的食物，如动物肝脏、鱼肉、豆类、木耳等，以及新鲜的蔬菜和水果，纠正贫血，增强抵抗力。

需要警惕的事情

准妈妈的变化 此时，准妈妈的体重增长已达到最高峰，已增重 11~13 千克。医生已经可以通过 B 超或手诊估出胎宝宝的体重，但这并不是最后结果，最后 4 周内胎宝宝的体重可能还会增加不少。

胎宝宝的成长 从本周末起，胎宝宝可以称作是足月儿了，体重达到 2.8 千克左右，而且还在持续增加；覆盖着全身的绒毛和胎脂开始脱落，皮肤更加柔软细腻；骨骼已经很硬了，但头骨还可以“变形”。

过期妊娠

有 5%~12% 的准妈妈会出现过期妊娠。过期妊娠是指妊娠达到或超过 42 周尚未临产，导致胎盘老化，胎宝宝无法从准妈妈身体吸取营养，也无法顺利排出体内废物的情况。

从孕 39 周起，准妈妈可以每天用湿热的软布或毛巾热敷乳房，并轻轻按摩，这样会刺激脑垂体分泌催产素，从而使得过期妊娠的发生率降低。注意两侧乳房应轮流热敷按摩，每次 3~5 分钟，每天进行 3 次。

胎盘功能的最佳时期在孕 38 周左右，随后功能将逐渐衰退，超过孕 42 周后各方面都不再适合胎宝宝继续生长，对准妈妈和胎宝宝的健康都会造成伤害。

如果预产期超过一周还没有任何分娩征兆，准妈妈应积极到医院检查。医生会根据胎宝宝的大小、羊水多少、胎盘成熟度等多项数据来诊断是否为过期妊娠。

4 种症状应及时就医

腹痛

准妈妈偶尔感到轻微腹痛，可能是腹部肌肉被拉伸导致，这种情况无须担心。如果是突如其来的腹痛，并且是痉挛性的，要引起重视，立即就医。

阴道出血

不管是不规则的阴道出血，还是较大量的阴道出血，准妈妈都要第一时间就医。

胎动突然减少或增多

胎盘功能发生障碍、脐带绕颈、腹部受到不良刺激等都可能引起胎动减少或突然变得剧烈，这都是不正常的，要及时到医院检查。

子宫强烈收缩

准妈妈如果出现子宫强烈收缩且伴有下坠感，肚子变硬、破水、见红等，是分娩的征兆，要马上入院。

禁止同房

孕晚期子宫对外部刺激非常敏感，容易引起收缩，因此要避免给予机械性的强烈刺激，以免发生意外。尤其在临产前最后一个月，胎宝宝已经成熟，准妈妈的子宫已经下降，子宫口逐渐张开，如果此时发生性行为，羊水感染的可能性很大，会增加胎膜早破、宫内感染的概率，还可能会造成早产和新生儿感染。

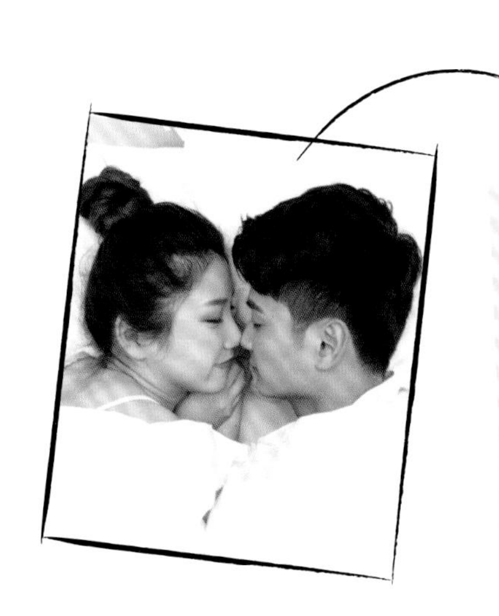

关注准妈妈的变化

到了孕晚期，准妈妈经常会出现手脚麻痛、腿抽筋的情况，准爸爸要经常替妻子按摩一下腿。孕 9 月时胎儿已足月，不确定什么时候会生产，准爸爸最好在午休和下班前，给准妈妈打个电话，询问她的身体状况，关注她是否有生产的迹象。

一起来胎教

讲故事：劳动最光荣

凭借自己的双手劳动是幸福的，劳动的果实最甜美。爸爸妈妈希望宝宝以后能够热爱劳动，做个勤快、爱干净的宝宝。

小拖把是个快乐的高个子。

小水桶是个敦敦实实的矮胖子。

这天，屋子里静悄悄的。小拖把像章鱼一样迈开他那一蓬细细长长的腿，在屋子里走了一圈，说："地板脏了，我得把它拖干净。"

这话让小水桶听到了，他立刻"咚咚咚"地跑了出去，没一会儿就打来满满的一桶水。

小拖把见到这样一大桶干净的水，马上跳进了桶里，痛痛快快洗了个澡，然后就在地板上跳起了舞。

他跳了一会儿舞，就再跳进水桶洗个澡。他对小水桶说："对不起小水桶，我把你弄脏了。"小水桶说："没关系，我可以换一桶水。"说完，他又"咚咚咚"地跑了出去，换了一桶干净的水来。

小拖把不停地跳他湿淋淋的舞。

不一会儿，地板就被拖得非常干净了。

小拖把累了，他洗干净了身子，倚在阳台的墙角休息。

小水桶倒掉了脏水，翻过身子，在阳台上打瞌睡。

这时，主人回来了。他看见地面被拖得锃亮，好奇地问："是谁拖的地板，真干净！"

墙角的小拖把偷偷地笑了，他朝小水桶瞧了瞧，发现他正轻轻地打着呼噜呢。

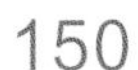

双语故事：杰克的帽子

“一孕傻三年”，准妈妈的记忆力也是越来越差呢，不能笑话故事中的小鹅，有时候妈妈也会发生这样的情况。

杰克是一只小鹅，他有一顶可爱的帽子。他非常喜欢戴着它，当他坐着时，他的帽子不能安静地在头上待着。

杰克脱下他的帽子，并开始用帽子玩游戏。当他玩累时，事情就不是那样了：他找不到他的帽子了！帽子在哪里？杰克仔细想了想，上下看了看，到处找了找，还是没有找到他的帽子。

这时，杰克的妈妈走进来，她一看到杰克就喊道：“啊！亲爱的，帽子在你的头上。”

Jack is a little goose. He has a lovely hat. He likes wearing it very much. But when he sits, his hat can't stay on his head.

Jack puts his hat down and begins to play game with the hat. When he gets tired of the game, things are not the same. He can't find his hat.

Where is it? Jack thinks hard. He looks up and down, and walks here and there. He can't find his hat yet.

At this time, his mother comes in. As soon as she sees Jack, she cries,"Oh, my dear! Your hat is on your head."

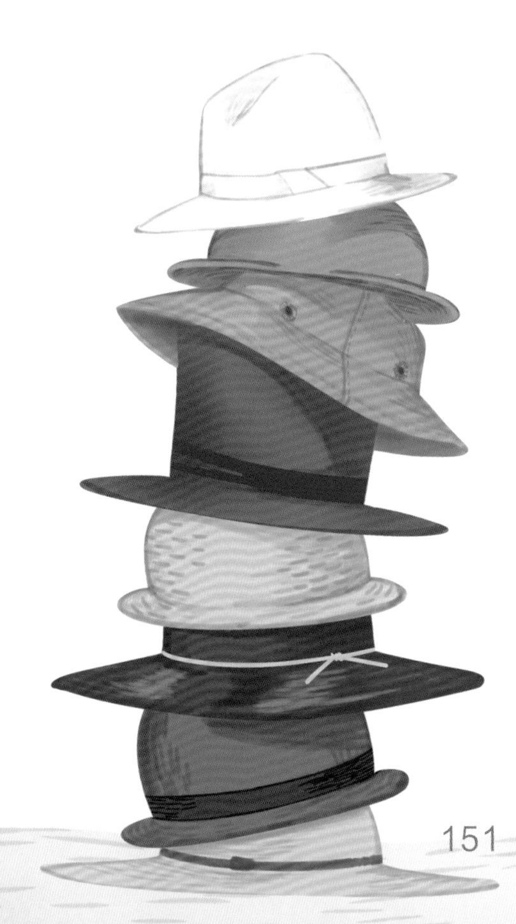

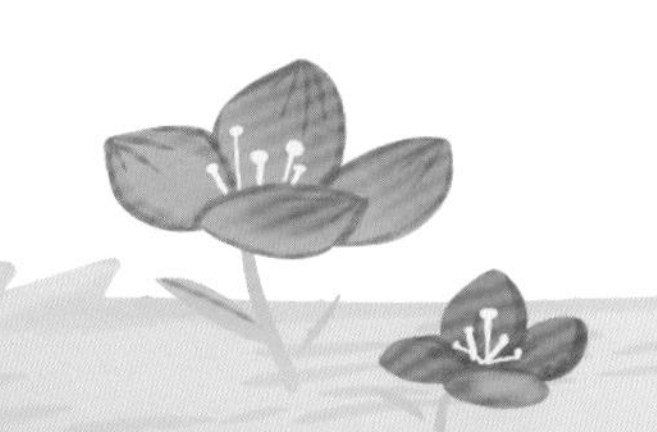

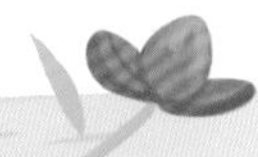

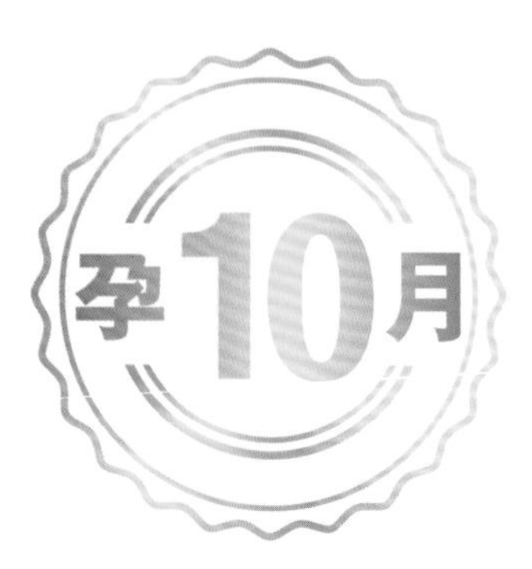

恭喜你，即将临产啦

准妈妈即将临产，准爸爸也要提前把工作安排好。

胎宝宝位置继续下降，准妈妈会感觉胸部下方和上腹围轻松起来，胸口憋闷感减轻，胃口不知不觉好了起来。临盆在即，准妈妈的心情会紧张而激动。

本月，医生会在每周一次的产检中检查胎宝宝是否已经入盆，估计何时入盆，胎位是否正常且是否已经固定等。如果此时胎位尚不正常，那么胎儿自动转为头位的概率就很小了，如果医生也无法纠正，那么很可能会建议采取剖宫产，以保证母婴安全。

胎宝宝现在已经足月，皮肤红润，体态饱满，指甲已经超过指端，额端的发际清晰，胎头开始或者已经进入准妈妈的骨盆入口或骨盆中。与上个月相比，胎宝宝宫内活动的次数减少，已经做好了离开子宫独自生活的准备。

通常，用 B 超推算出来的胎宝宝体重，比起仅仅从准妈妈腹部大小判断出来的体重要准确一些。有时，医生的判断也会与宝宝最终实际体重相差较多，但只要宝宝发育正常，就不必太在意他出生时的体重。

• 给上班族准妈妈的叮咛 •

如果工作都已交接清楚，准妈妈就可以安心享受这最后一个月的孕期时光了。准妈妈可以在此期间查询一下自己的生育保险，参照就职公司所缴纳的生育保险，了解一下生育津贴、保险待遇和报销条件、流程等。

做最棒的准爸爸

请好陪产假

在最后一个月，准爸爸需要视单位和家庭情况安排好工作，请好陪产假，在产前及产后的一段时间内，好好在家里陪伴新妈妈，帮助新妈妈度过身体不适的阶段，更快适应新的角色。

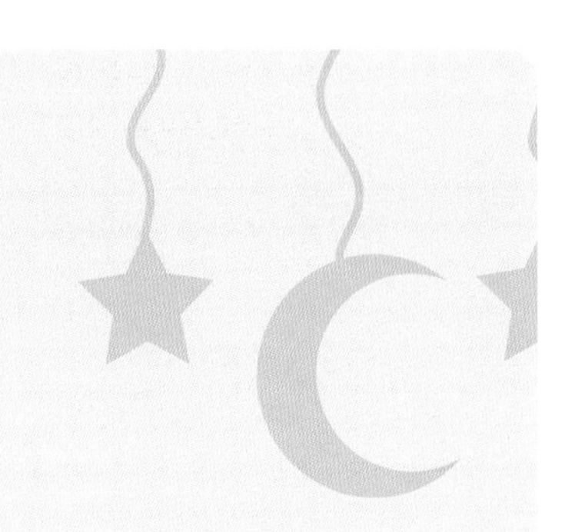

协助准妈妈保持清洁、打理头发

本月，准爸爸要协助准妈妈每天都保持身体的清洁，特别要注意保持外阴部的清洁。顺便帮准妈妈打理好头发，有的妈妈为了产后方便会提前剪短头发，那么此时去剪最合适不过了。

了解分娩方式

提前了解分娩方式，是否有无痛分娩，是否有导乐服务。同时，根据准妈妈和胎宝宝的身体状况，和医生商量分娩方式，综合考虑自然分娩和剖宫产分娩的利弊，选择最佳分娩方式。

准备分娩当天的食物

如果决定自然分娩，要提前备好分娩当天吃什么，准爸爸可以准备一些高热量的小零食，如能量棒、巧克力等。不过，不管是选择自然分娩还是剖宫产，都要提前准备好坐月子的食谱。

孕期营养指导

本月重点补充的营养素

孕 10 月，准妈妈的饮食要为即将到来的分娩“加油”，适当补充一些维生素 B_1，有助于分娩；还要有意识地摄取富含硒的食物，为新生宝宝进行相应的硒储备。

维生素 B_1

维生素 B_1 的作用主要是避免产程延长和分娩困难。本月，准妈妈必须补充各类维生素和足够的铁、钙，尤其以维生素 B_1 最为重要。准妈妈如果维生素 B_1 摄入不足，易引起呕吐、倦怠、体乏，还可影响分娩时子宫收缩，使产程延长，增加分娩困难。

营养素来源：豆类、糙米、小米、牛奶、动物肝脏中维生素 B_1 的含量比较高。

硒

硒是维持人体正常功能的重要微量元素之一，是天然的解毒剂，可以帮助清除人体内的自由基，降低准妈妈的血压，消除水肿，还能提高准妈妈的免疫力、改善视力。

由于人体对硒的需求量并不多，准妈妈每日只需补充 50 微克硒即可。

营养素来源：动物肝脏、鲜贝、海参、鱿鱼、龙虾、猪肉、羊肉、芝麻、蒜、蘑菇、小麦、玉米、大麦、洋葱、西蓝花、紫甘蓝、核桃等。

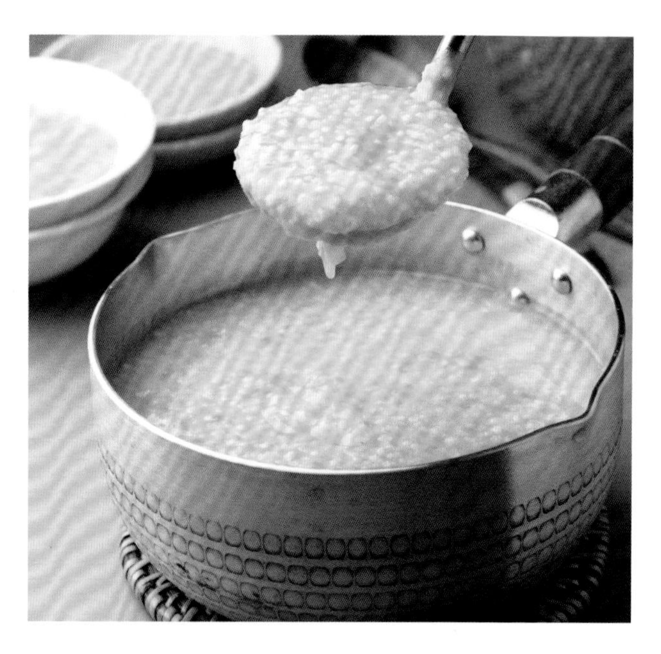

胡萝卜小米粥

原料：胡萝卜、小米各 50 克。

做法：

1. 胡萝卜洗净，切成小块；小米用清水清净。
2. 将胡萝卜块和小米放入锅中，加入清水，大火烧开，小火慢熬至小米开花，胡萝卜软烂。

剖宫产准妈妈产前注意事项

有的准妈妈由于自身或胎儿的原因，不能自然分娩，只能选择剖宫产。与顺产不同，剖宫产相当于一次大手术，为了自己和宝宝的身体健康，准妈妈需要在术前术后严格遵守医院和医生的要求。

剖宫产前一天

对于前一天吃什么，大多没有明显的禁忌。不过，一般要避免吃辛辣、油炸、烧烤及生冷、冰冻等刺激性的食物；避免吃豆类等不容易消化且容易产气的食物，以免影响消化吸收，导致剖宫产后便秘、腹胀等不适，影响手术后的康复。

推荐食用 早餐：牛奶、鸡蛋、面包；午餐：番茄炒鸡蛋、小米枸杞粥、馒头；晚餐：鸡汤面、苹果。

注　意 参类具有强心、兴奋的作用；鱿鱼含有丰富的有机酸物质，会抑制血小板凝固，不利于剖宫产后止血与创口愈合。因此，术前不能滥用高丽参、西洋参及鱿鱼等食品进行滋补。

助产贴士 虽然是剖宫产的前一天，但吃豆类食品易引起消化不良，影响剖宫产后的身体恢复，因此要避免食用。

剖宫产前 6 小时

大多数医院会要求准妈妈在做剖宫产手术前 6 小时禁食禁水，这是因为剖宫产手术需要进行麻醉，容易引起呕吐和反流，使胃容物进入气管内，引起机械性气道阻塞。为了避免在术中发生意外，术前 6 小时的禁食禁水规定准妈妈可一定要做到哦。

注　意 患有妊娠糖尿病的准妈妈，一般在剖宫产手术当日停止皮下注射胰岛素，改为静脉输液，以便在剖宫产手术期间根据血糖表现进行相应调整。

助产贴士 其实，不只是饮食要求。在产前，医生还会交代准妈妈很多其他注意事项，为了宝宝能安全出生，准妈妈一定要重视医生的建议。

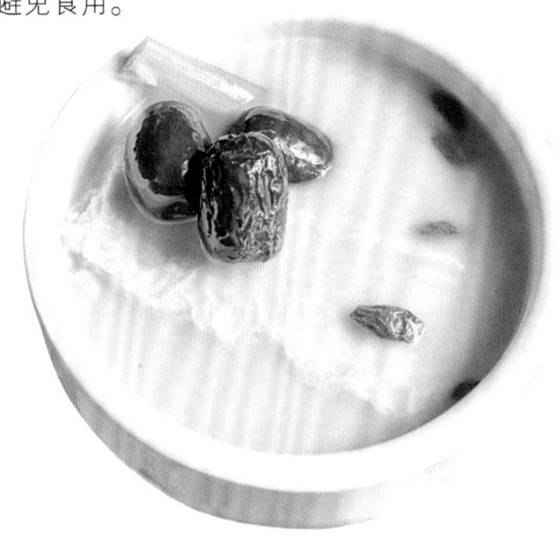

剖宫产手术前可以进食鸡汤、鱼汤、瘦肉等，满足热量需求。

第37周 了解分娩方式

准妈妈的变化 这时，胎宝宝在准妈妈腹中的位置不断下降，下腹坠胀，不规律宫缩频率增加。准妈妈会频繁地想上厕所，频次增加，阴道分泌物也更多了，要注意保持身体清洁。现在，准妈妈最重要的是充分休息，迎接随时可能来临的分娩。

胎宝宝的成长 一些胎宝宝可能在本周就会与准妈妈相见。此时，胎宝宝的免疫系统仍在持续发育，出生之后的母乳喂养可继续为他提供免疫力。

自然分娩好处多

分娩是本月准妈妈面临的头等大事，很多准妈妈一想到自然分娩便会本能地联想到疼痛，其实自然分娩好处很多，准妈妈有必要提前了解。

对很多准妈妈来说，最害怕的是自然分娩时产生的疼痛。但有过分娩经历的女性都知道，自然分娩的痛只是一时的，分娩过程结束后，伤口小、出血少，容易恢复，比剖宫产更安全。对十分注重身材的准妈妈而言，自然分娩能比剖宫产更快、更好地恢复体形。

临产时子宫会节律性收缩，胎宝宝胸廓也会受到有节律的压迫，肺受到挤压，容易扩张，建立自主呼吸。

自然分娩时，胎宝宝会通过阴道的挤压娩出。胎宝宝经过产道时，受到挤压，呼吸道的黏液会被挤出来。与剖宫产的宝宝相比，其出生后吸入性肺炎发生率低。

分娩时，胎宝宝受压，血液运行速度减慢，有利于血液充盈，兴奋呼吸中枢，建立正常的呼吸节律。另外，皮肤神经末梢得到刺激，其神经、感觉系统发育较好，整个身体协调功能的发展也会比较好。

无痛分娩

无痛分娩是在准妈妈腰部的硬膜外腔里注入一些镇痛药和小剂量的麻醉药，并持续少量地释放，只阻断较粗的感觉神经，不阻断运动神经，从而影响感觉神经对痛觉的传递，最大程度地减轻疼痛感。使用过程中，准妈妈可根据情况自行按按钮给药，基本上感觉不到疼痛，是镇痛效果最好的一种方法，对绝大多数准妈妈也都是适宜的。

剖宫产的影响

剖宫产有多大风险，要请医生结合实际情况判断，准妈妈无须过度担心。剖宫产手术也是非常成熟的分娩方式，绝大多数都能顺利完成。

但剖宫产手术毕竟也是创伤性手术，还是有一定风险的，如创口感染问题。剖宫产手术后需要插入导尿管排尿，也会给刚刚分娩的新手妈妈带来不适。为了避免手术后肠粘连，剖宫产后新手妈妈需要忍痛活动，以促进排气。

此外，大宝出生时准妈妈选择了剖宫产，如果想要二宝，二宝出生时，大概率也需要剖宫产，但如果身体条件允许也可以顺产。

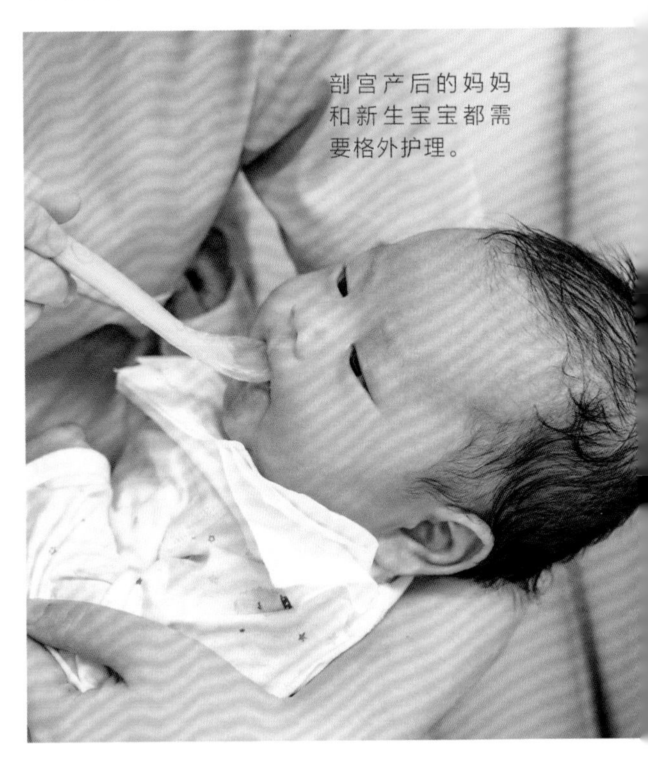

剖宫产后的妈妈和新生宝宝都需要格外护理。

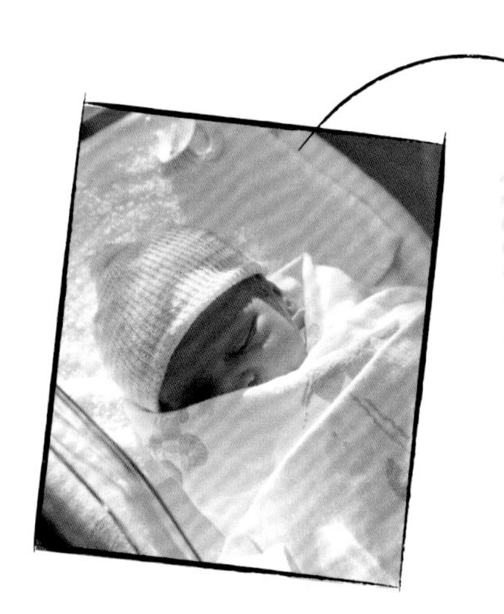

剖宫产对宝宝的影响

新生儿没有接受节律性子宫收缩，没有经过产道的挤压，肺部疾患的发生率比自然分娩要高。长大后比自然分娩的宝宝更容易出现运动不协调、精神不易集中、多动等感觉统合失调问题。当然，绝大多数剖宫产宝宝都是健康的，即使有上述问题也会在养育过程中得到弥补。

临产须知

准妈妈的变化 本周，准妈妈体重仍然会增加约 0.45 千克。准妈妈的脚可能会非常肿胀，这是正常的现象，会在分娩后消失。你现在可能既紧张又焦急，既盼望宝宝早日降生，又对分娩的痛苦有些恐惧，调整好心态，相信自己一定能顺利度过分娩时刻。

胎宝宝的成长 胎宝宝已经是个有模有样的小人儿了，各个器官在进一步发育成熟，肠道内开始聚集一种黑色的物质，这就是“胎便”。它将在宝宝出生后第一次大便中排出。

临产前的信号

虽然准妈妈把预产期早就铭记在心，可是并非所有的宝宝都会按时报到。准妈妈有必要了解一些临产征兆，免得到时候手忙脚乱。一般来说，即将分娩时子宫会以相对固定的时间周期收缩。收缩时腹部变硬，停止收缩时子宫放松，腹部转软。

子宫底下降

临产前两周子宫底会下降，准妈妈会觉得上腹突然轻松起来，呼吸也变得畅快，胃部受压的不适感减轻，饭量也会随之增加。

下腹部有压迫感

胎宝宝不断下降，胎头已经降到骨盆入口处。准妈妈下腹部会产生坠胀感，甚至感觉膀胱受到压迫，腰酸腿痛的感觉加重。

规律性宫缩

腹部开始有规律地发紧，并且这种感觉会慢慢转为很有规律的下坠痛、腰部酸痛，每次持续 30 秒左右，间隔 10 分钟。之后，疼痛时间逐渐延长，间隔时间缩短。当规律性的疼痛达到每 6~7 分钟一次，就意味着将要临产，准妈妈必须马上去医院了。

破水

由于子宫强有力地收缩，子宫腔内的压力逐渐增加，宫口开大，胎宝宝头部下降，引起胎膜破裂，导致阴道流出淡黄色的羊水。这就是破水。这时，离宝宝降生已经不远，要马上去医院待产。

见红

见红是指阴道排出血与子宫黏液的混合液，是分娩即将开始时比较可靠的征兆。如果出血量大，可能是胎盘早剥，需要立即到医院检查。

分辨真假临产

假临产特征

假临产的特征是，准妈妈经常自我感觉轻微腰酸，伴有不规则的腹坠感，特点是持续时间较短，往往少于半分钟，程度不重且不会逐渐加强，不伴有子宫颈管长度的改变，也不伴有子宫口的扩张，这便是典型的“假临产”。

真临产特征

真临产表现为，宫缩有规律，每隔几分钟一次，而且疼痛感逐渐增强。当行走或躺下来休息时，宫缩不缓和，宫缩伴随见红，宫颈口逐渐扩张。

正确看待产前焦虑

产前焦虑是正常的，如果准妈妈是第一次生宝宝，面对人生中最重要的事，产生紧张情绪是人之常情，但紧张情绪不宜发展成为焦虑。

准妈妈应自我调节，尽量放松心态，听从医生的指导，充分了解孕产知识，相信自己一定会平安顺利生下宝宝的。如果准妈妈的焦虑情绪一直得不到缓解，可以找“过来人”聊一聊，将自己的担心和忧虑说出来，看看已经身为人母的妈妈们当时是如何克服这些不良情绪的。

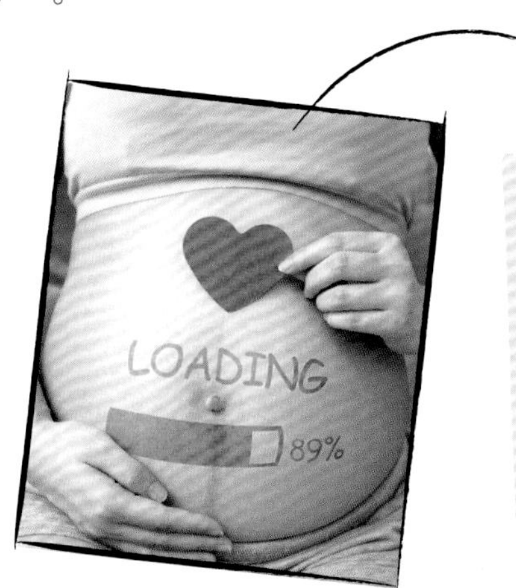

了解分娩知识

不少准妈妈由于准备不足，临产时往往手忙脚乱，很容易出错。而有些准妈妈真假临产容易混淆，将假临产当作真临产而急忙赶往医院，给自己和家人造成紧张和麻烦。准妈妈要提前了解分娩相关的知识，这样临产时就不会手忙脚乱，生产的时候也会更加顺利。

第39周 分娩中可能会遇到的问题

准妈妈的变化 从本周开始，准妈妈的子宫已经充满了骨盆和腹部大部分空间，活动更加不便。在这个时候，有的准妈妈会觉得如释重负，有的准妈妈可能会对即将到来的分娩忐忑不安，而有的准妈妈则会对这段特殊的时期产生一种莫名的不舍。

胎宝宝的成长 胎宝宝身上的大部分胎毛已渐渐褪去，皮肤表面的大部分胎脂也已经褪去，只在皮肤褶皱处可能还存在少量胎脂。

会阴侧切

会阴侧切术是为了胎儿顺利出生而实施的一种手术。手术方法是在会阴部做一斜形切口，从而防止产妇分娩时会阴撕裂，保护盆底肌肉。对准妈妈来说，顺产、无撕裂、无侧切是最好的生产方式，所以平时要保持良好的心理状态，做一些简单的锻炼，注意均衡营养，让自然分娩变得更加轻松顺利。

控制日常饮食、控制体重、防止胎宝宝过大，是避免会阴侧切的有效手段。准妈妈从孕中期开始就要控制摄入富含碳水化合物的食物，并增加蛋白质的摄取，有节奏地控制体重增加的幅度，避免胎宝宝长得过大。准妈妈平时多散步、爬楼梯，能增强肌肉力量，使产程更顺利。

那么哪些情况要做会阴侧切呢？

- 二胎妈妈曾做过会阴切开缝合，或修补后瘢痕大，影响会阴扩展。
- 需要用产钳助产，胎头吸引器助产或初产臀位经阴道分娩者。
- 早产、胎宝宝宫内发育迟缓或胎宝宝宫内窘迫，需减轻胎头受压并尽快娩出者。
- 准妈妈患心脏病或高血压等疾病，需缩短第二产程者。

顺产转剖宫产

顺转剖是指分娩过程中，由顺产转为剖宫产。一般情况下，准妈妈都愿意全程顺产分娩，但若在顺产过程中，出现宫口不开、子宫感染、胎宝宝异常等情况，就要听取医生的建议，及时转为剖宫产，以保障自身和胎宝宝的安全。

剖宫产是一个创伤性比较大的手术，应该谨慎选择。有些准妈妈在顺产时出现分娩恐惧，难以忍受疼痛，要求医生顺转剖，而亲属也不能保持冷静，导致不必要的剖宫产。其实，有医生在为准妈妈的安全把关，如果有危险的情况，他会比任何人都着急，所以不要轻易代医生决定是否要剖宫产。

产钳助产

产钳常被用于早产儿娩出、分娩时间过长、准妈妈患有某些疾病不宜过度用力等情况，因为此时如果不采取紧急措施，胎宝宝甚至会因缺氧而死亡。产钳接触胎宝宝头部或脸部，有时会留下红印，一般在 2~3 天内就会消失。不过，若因分娩时间过长造成胎宝宝缺氧，则会引起更为严重的脑部损伤。

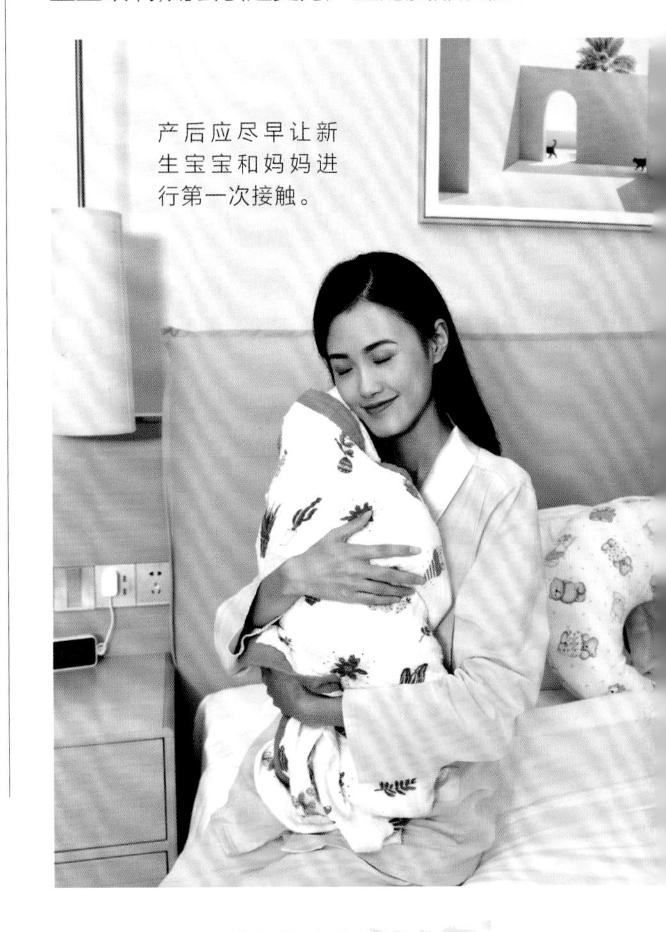

产后应尽早让新生宝宝和妈妈进行第一次接触。

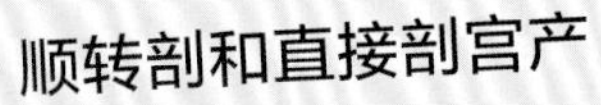

顺转剖和直接剖宫产

顺转剖是在胎宝宝已经足月，准妈妈出现分娩征兆，胎宝宝经过子宫口压挤，将肺里面的羊水排得比较干净了，因此其呼吸系统也会较直接剖宫产的宝宝好。而直接剖宫产的宝宝虽已足月，但准妈妈并不一定出现分娩征兆，并非“瓜熟蒂落”。因此在分娩时，医生会让准妈妈首选顺产，如果出现其他分娩异常情况，则会让准妈妈先试产，在试产失败的情况下再转为剖宫产。

分娩时需要怎么做

准妈妈的变化 如果在某一天，你感觉到腹部像针扎似的痛，并且这种疼痛间隔时间越来越短、越来越剧烈时，你的产程多半就已经开始了。一旦阵痛间隔时间小于 30 分钟，你就要到医院做好待产准备了。

胎宝宝的成长 宝宝天生自带“神奇”能力，不仅全身的器官发育完好，还具备很多反射能力，完全具备在妈妈体外生存的本领啦。

第一产程：养精蓄锐，补充热量

第一产程是漫长的前奏，大概将持续 11~12 小时，虽然无须过分用力，但是阵痛依旧会影响准妈妈的睡眠、饮食。这个阶段的饮食要均衡，丰富的碳水化合物、蛋白质和维生素可以有效地为新妈妈筑起一道坚实的身体能量屏障，家人最好给新妈妈提供半流质或软烂的易消化食物。

推荐食用 番茄鸡蛋面、皮蛋瘦肉粥、小馄饨、面包。

注　意 在后续分娩过程中，准妈妈因用力屏气，容易出现排便，因此尽量不要食用富含纤维的食物，如红枣、苹果、韭菜等。

助产贴士 甜甜的小蛋糕不仅能为准妈妈提供直接的能量，还有助于舒缓紧张焦虑的情绪。

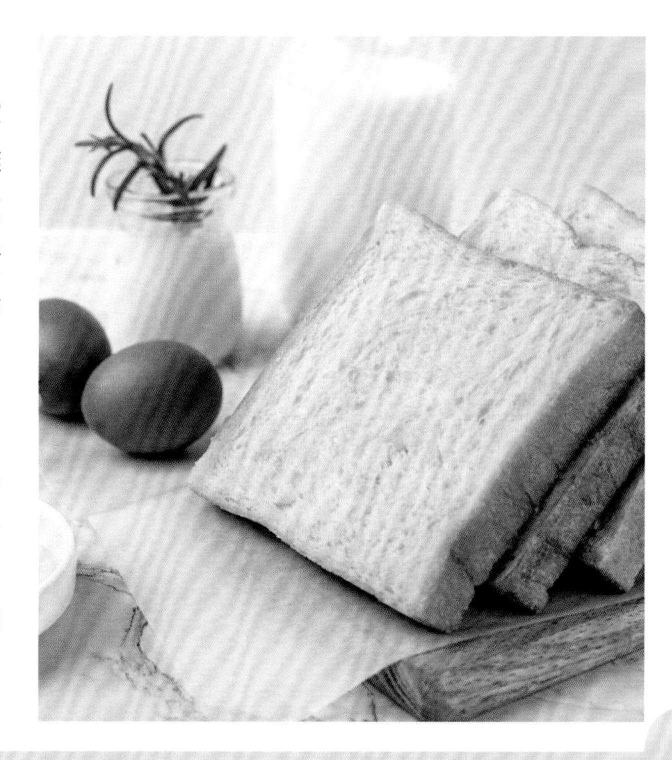

第二产程：宫缩间歇，补充体力

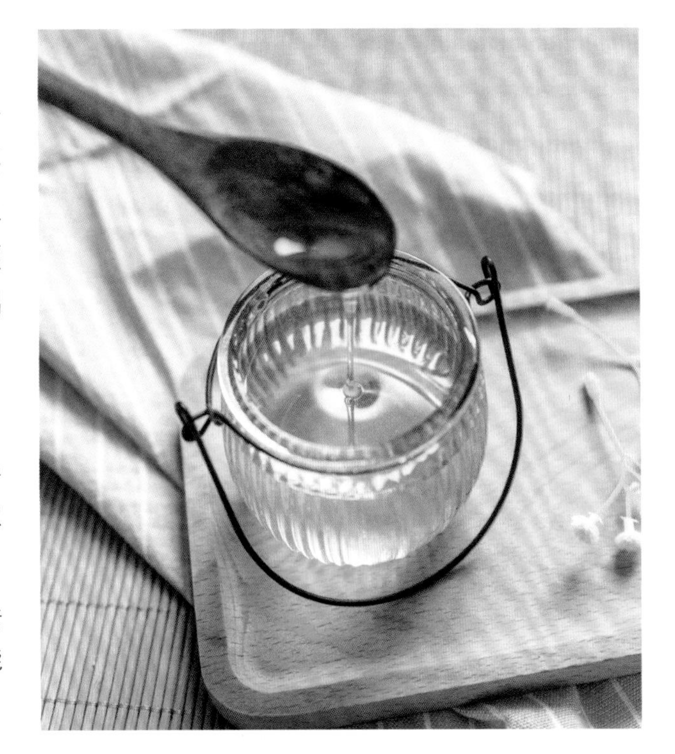

经过漫长又痛苦的等待，宫口终于开全了，子宫收缩的频率和强度也达到高峰。第二产程需要 2~3 小时。此时，多数新妈妈不愿进食，也顾不上去咀嚼东西。因此，这个时候可以选择一些方便食用的食物或能够提供热量的饮品，帮助准妈妈提神助力。

推荐食用 牛奶、能量棒、红糖水、蜂蜜水、功能型饮料。

注　　意 红牛饮料里的咖啡因对于准妈妈的心率会产生一定的影响，准妈妈最好选择不含咖啡因，同时可以快速供能的运动饮料或清澈无渣的果汁。

助产贴士 巧克力的脂肪含量虽高，但需要 B 族维生素的参与才能顺利转化成热量，效能较慢，可以尝试用能量棒代替，见效更快。

第三产程：娩出胎盘，适当进食

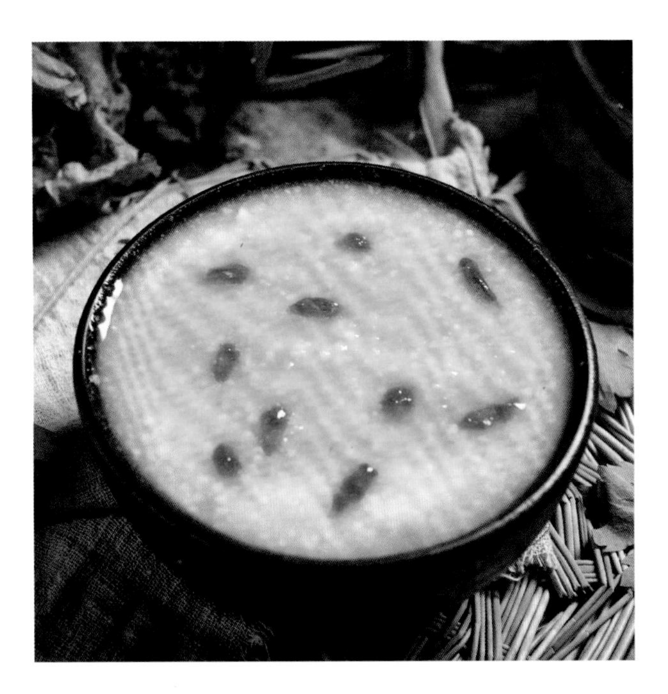

宝宝娩出后，宫缩虽有短暂的停歇，但是为了娩出胎盘，宫缩会再次发力 5~15 分钟。这时候的妈妈会感到疲乏无力、没有胃口，可以先稍事休息，等体力恢复以后再食用一些清淡、易消化的食物进行能量补充，之后再过渡至正常饮食。

推荐食用 蒸蛋羹、肉片粥、小米粥。

注　　意 避免食用大补或活血食材，如人参、当归、鹿茸等，以免引起产后出血量的增多。

助产贴士 虽然产后即将面临哺乳，但是产后的新妈妈也应避免立即进食高脂肪、高蛋白的食物，如鲫鱼汤、猪蹄汤等，以防止乳汁的淤积。

一起来胎教

双语诗歌：你是我的阳光

阳光使人温暖、幸福，宝宝，妈妈是你的太阳，让你快乐长大。你即将和妈妈见面，以后的年年月月、分分秒秒，妈妈都会陪伴在你身边，直到你变成自己的太阳。

你是我的阳光

你是我的阳光，我唯一的阳光

当天空是灰暗的时候，你让我内心充满阳光

亲爱的，你从不知道，我是多么地爱你

请不要，把我的阳光带走

你是我的阳光，我唯一的阳光

当天空是灰暗的时候，你让我内心充满阳光

亲爱的，你从不知道，我是多么地爱你

请不要，把我的阳光带走

You are my sunshine

You are my sunshine

My only sunshine

You make me happy

When skies are gray

You never know, dear

How much I love you

You are my sunshine

Please don't take My only sunshine

My sunshine away You make me happy

When skies are gray

You never know, dear

How much I love you

Please don't take

My sunshine away

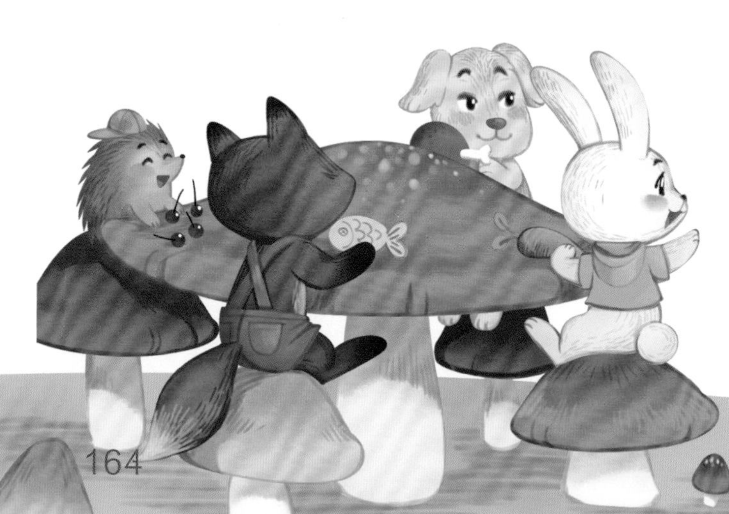

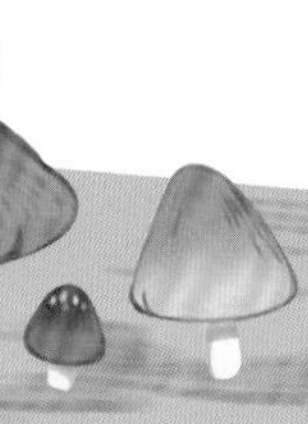

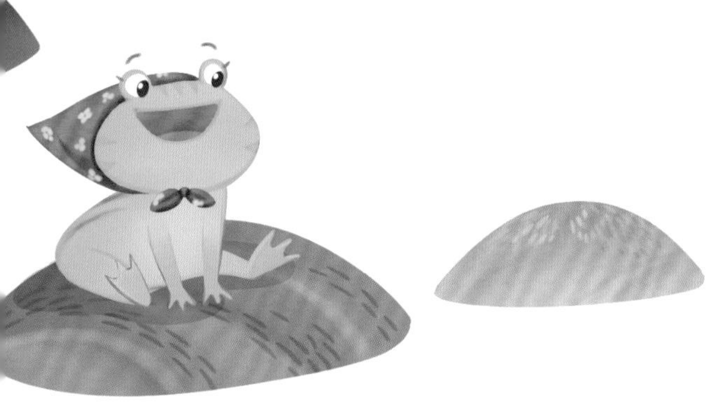

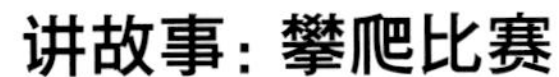

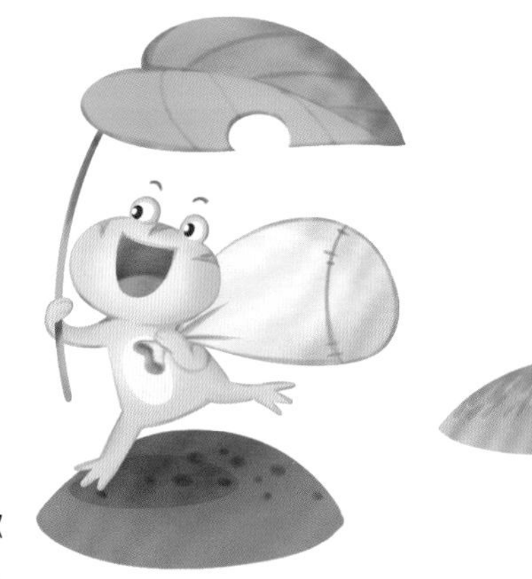

讲故事：攀爬比赛

宝宝，不要听信那些消极悲观的言论，因为那只会粉碎你内心最美好的梦想与希望。当有人告诉你，你的梦想不可能成真时，千万不要气馁。相信自己，便是梦想实现的开始。

从前，有一群青蛙组织了一场攀爬比赛，比赛的终点是一个非常高的铁塔的塔顶。另一群青蛙围着铁塔看比赛，给参赛者加油。

比赛开始了。大家都不相信这些小小的青蛙会到达塔顶，它们在纷纷议论："这太难了！它们肯定到不了塔顶！""它们绝不可能成功的，塔太高了！"

听到这些，一只接一只的青蛙开始泄气了，除了那几只情绪高涨的青蛙还在往上爬。群蛙继续喊着："这太难了，没有谁能爬上塔顶的。"越来越多的青蛙退出了比赛。但有一只青蛙越爬越高，一点儿没有放弃的意思。最后，其他的青蛙都退出了比赛，除了这一只。它费了很大的劲，终于成为唯一一只到达塔顶的胜利者。

很自然，其他青蛙都想知道它是怎么成功的。有一只青蛙跑上前去问那个胜利者："你哪来那么大的力气爬完全程？"原来，这只青蛙的听力不太好，它没有听到大家的议论，还以为大家在为它鼓劲儿呢！

附录：坐月子食谱推荐

催乳

母乳不足，新妈妈往往心急如焚。除了要调节心理和生理状态之外，新妈妈也要多进食些营养丰富的食物，这对提升母乳的质量有极大的帮助，满足宝宝身体成长需要。

木瓜花生红枣汤

原料：木瓜 300 克，花生 30 克，红枣 5 颗，红糖适量。

做法：

1. 木瓜去皮、去子、切块。
2. 将木瓜块、花生、红枣加适量水放入锅内，放入红糖，待水滚后改用小火煲 2 小时即可饮用。

滋养贴士：木瓜有通乳的作用，搭配花生、红枣，能促进乳汁分泌。

丝瓜仁鲢鱼汤

原料：丝瓜仁 50 克，鲢鱼 1 条。

做法：

1. 把鲢鱼洗净、去鳞、去内脏。
2. 将它与丝瓜仁一同熬煮成汤。

滋养贴士：鲢鱼富含氨基酸和维生素 A，丝瓜可以疏通乳腺，二者搭配，可增加奶水量。

贫血

分娩过程失血过多，很容易造成新妈妈贫血，严重时会影响自身恢复，同时也不利于宝宝的哺乳。所以，新妈妈要早发现、早调理。通用健康的饮食，在一定程度上能缓解贫血的症状。

鸭血紫菜汤

原料：鸭血 100 克，紫菜、葱花、盐各适量。

做法：

1. 将鸭血切成 1 厘米宽和 4 厘米长的条状。
2. 热锅烧水，加鸭血条、紫菜、葱花下锅，出锅前用盐进行调味。

滋养贴士：鸭血、紫菜中含有丰富的铁，两者搭配食用，可以改善贫血乏力，有调理气血的功效。

猪肝瘦肉粥

原料：猪肝 50 克，瘦肉 30 克，大米、小米各 20 克，盐适量。

做法：

1. 猪肝和瘦肉过油翻炒断生。
2. 将大米和小米混合煮粥，再加入猪肝和瘦肉焖煮 30 分钟，加盐调味即可。

滋养贴士：两者都含有丰富的蛋白质和铁、锌等元素，对于补充体内的矿物质元素，以及改善血液成分具有一定的帮助。

瘦身

新妈妈容易在孕期和产后过度补充营养而导致肥胖，可以在产后 6 周开始采取饮食调养的方式来科学、健康瘦身。新鲜的蔬菜、水果中含有的膳食纤维和维生素，可以有效地抑制人体内脂肪的生成，促进新陈代谢，对产后瘦身有积极作用。

哈密瓜盅

原料：哈密瓜 100 克，胡萝卜 60 克，西芹 30 克，鸡蛋 1 个。

做法：

1. 鸡蛋打散备用，将哈密瓜、胡萝卜、西芹切碎，放入蛋液中搅匀。
2. 锅内烧热水，隔水将混合好的蛋液蒸成蛋羹即可。

滋养贴士：哈密瓜、胡萝卜、西芹都是水分多、容易有饱足感，并含有高纤维的食物，搭配富含蛋白质的鸡蛋，营养又瘦身。

醋拌莲藕

原料：莲藕 150 克，白醋、白糖各适量。

做法：

1. 将莲藕削去外皮，切薄片在热水中汆烫，捞起沥干待凉。
2. 白醋、白糖混合调汁，浇至藕片上，即可食用。

滋养贴士：莲藕利水气，消积食，能对产后瘦身有所帮助。

便秘

很多新妈妈之所以在产后出现便秘，主要还是因为在生产过后肠胃功能减弱，导致肠蠕动变慢，很多物质在肠道内停留时间过长，再加上水分被大量吸收，从而导致便秘。新妈妈通过食疗可以有效缓解症状。

椰汁火龙果西米露

原料：火龙果 120 克，椰汁 200 毫升，西米适量。

做法：

1. 火龙果去皮，切成块。
2. 西米煮至透明，捞出，加入椰汁中，放入锅中烧开，晾至温热，再倒入火龙果块即可。

滋养贴士：火龙果含丰富的纤维质及果胶，有较好的保水性，可以消食健胃，润肠通便。

南瓜红枣汤

原料：南瓜 150 克，红枣、冰糖各适量。

做法：

1. 南瓜去皮，切成块。
2. 锅中放水，放入红枣，用中火煮 10 分钟。
3. 再倒入南瓜块，煮至绵软，出锅前加冰糖即可。

滋养贴士：南瓜当中富含膳食纤维，而纤维素恰恰是能缓解便秘症状的有效营养成分。

图书在版编目（CIP）数据

看得懂的40周怀孕指南 / 王琪编著．— 北京：中国轻工业出版社，2021.7
ISBN 978-7-5184-3440-4

Ⅰ．①看… Ⅱ．①王… Ⅲ．①孕妇－妇幼保健－指南 Ⅳ．① R715.3-62

中国版本图书馆 CIP 数据核字 (2021) 第 049604 号

责任编辑：朱启铭　　责任终审：李建华　　整体设计：奥视读乐
策划编辑：朱启铭　梁　勇　　责任校对：晋　洁　　责任监印：张京华

出版发行：中国轻工业出版社（北京东长安街6号，邮编：100740）
印　　刷：北京博海升彩色印刷有限公司
经　　销：各地新华书店
版　　次：2021年7月第1版第1次印刷
开　　本：889×1194　1/20　印张：8.4
字　　数：130千字
书　　号：ISBN 978-7-5184-3440-4　　定价：49.80元
邮购电话：010-65241695
发行电话：010-85119835　传真：85113293
网　　址：http://www.chlip.com.cn
Email：club@chlip.com.cn
如发现图书残缺请与我社邮购联系调换
200552S3X101ZBW